ICU
护理评估工具实用手册

主　编　丁炎明　王玉英

副主编　张建霞

编　者（以姓氏笔画为序）

丁炎明　王玉英　王晓月　李　野

刘　娜　张建霞　胡美华　袁　翠

高玲玲　程继英　蒙景雯　谭艳芬

人民卫生出版社

图书在版编目（CIP）数据

ICU 护理评估工具实用手册 / 丁炎明，王玉英主编. —北京：人民卫生出版社，2016

ISBN 978-7-117-22821-3

Ⅰ．①I… Ⅱ．①丁… ②王… Ⅲ．①险症 - 护理 - 评估 - 手册 Ⅳ．①R459.7-62

中国版本图书馆 CIP 数据核字（2016）第 159855 号

人卫智网	**www.ipmph.com**	医学教育、学术、考试、健康，购书智慧智能综合服务平台
人卫官网	**www.pmph.com**	人卫官方资讯发布平台

ICU 护理评估工具实用手册

主　　编：丁炎明　王玉英
出版发行：人民卫生出版社（中继线 010-59780011）
地　　址：北京市朝阳区潘家园南里 19 号
邮　　编：100021
E - mail：pmph @ pmph.com
购书热线：010-59787592　010-59787584　010-65264830
印　　刷：北京教图印刷有限公司
经　　销：新华书店
开　　本：710×1000　1/16　印张：14　插页：2
字　　数：259 千字
版　　次：2016 年 9 月第 1 版　2018 年 8 月第 1 版第 2 次印刷
标准书号：ISBN 978-7-117-22821-3/R·22822
定　　价：39.00 元

打击盗版举报电话：010-59787491　E-mail：WQ @ pmph.com
（凡属印装质量问题请与本社市场营销中心联系退换）

主编简介

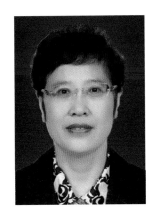

　　丁炎明，女，主任护师，硕士生导师。现任北京大学第一医院护理部主任。从事护理工作30余年，其专业领域为普外科、手术室、泌尿外科和造口伤口失禁护理及管理。曾分别于2011年、2013年、2014年短期在美国德克萨斯医学中心、德国柏林工业大学、英国皇家护理学院及美国霍普金斯医学中心学习医院管理。2014—2015年在北京大学医学部"护理管理EMBA高级研修班"学习并毕业。组织并参与省部级研究课题多项，承担并负责院级课题数十项。负责组织本院护理科研团队申报课题并荣获中华护理学会科技奖一等奖。以第一作者在核心期刊发表论文40余篇，并获得2008年度《中国期刊高被引指数》生物类学科高被引作者前10名；主编40余部护理书籍。

　　现任中华护理学会副秘书长；中华护理学会第24届、25届外科专业委员会主任委员；中华护理学会第24届、25届造口伤口失禁专业委员会主任委员及《中华护理杂志》副总编辑；教育部高等学校护理学专业教学指导委员会专家；首届中国研究型医院学会评价与评估专业委员会委员；中华医学会医疗事故技术鉴定专家库专家；北京护理学会继续教育工作委员会主任委员；《中国护理管理》《中华现代护理杂志》《中国实用护理杂志》《护理研究》《护理学杂志》等十余家护理核心期刊编委。

主编简介

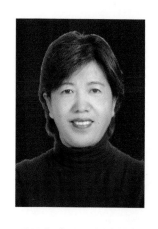

王玉英，女，副主任护师。现任北京大学第一医院综合外科科护士长、胸外病房护士长，北京大学第一医院重症专业委员组组长。长期坚守在临床第一线，是胸外科、重症临床专业学科带头人，从事临床管理教学工作30余年，主要专业方向为护理管理学、急危重症护理学、心胸外科护理学。参与三种护理杂志的审稿工作，多次获院级先进工作者、北京大学优秀护士长、获各类临床护理优秀成果奖。曾作为项目负责人，成功承担了四届危重症国家级继续教育项目的组织、举办工作。每年参与并组织中华护理学会主办的外科护理年会以及北京护理学会举办的胸外科护理培训班，并作为主要授课人参与讲课。曾作为深圳市人民医院与北京大学第一医院开展的"三名工程"中的主要专家库成员。在重症护理、心胸外科护理方面有多年的临床经验，曾开展了重症患者的胸部物理治疗研究，音乐疗法对缓解肺癌患者术前焦虑及应激状态作用的研究，临床护士对基础护理认识和实施现状的调查研究，并在国内首次开展气管移植患者的围手术期护理。核心期刊发表论文10余篇，主编和参编国家级和省部级规划教材1部。

兼任中华护理学会外科护理学分会委员，北京护理学会胸外科分会委员。

前　言

评估可以定义为动态地收集和分析护理对象的健康资料,以发现其对于自身健康问题的生理、心理及其社会适应等方面的反应,确定其护理需求,从而做出护理诊断的过程。在重症监护病房,患者病情危重且随时发生变化,为危重患者进行专业的护理评估可以帮助医生和护士做出正确快速的判断和处理。要完成专业的护理评估不仅需要严密地观察,更需要借用一些客观而简便的评估工具,快速准确地收集临床资料,动态观察患者的病情变化,从而避免评估中的主观性和随意性,为医疗和护理工作提供客观、量化的指标。因此,找到并选取在不同环境和情况下适用的临床护理评估工具显得至关重要。由此可见,使用评估工具对患者进行评估已成为重症护理的重要组成部分。然而,国内关于重症护理评估工具的相关书籍较少,为提高ICU护士专科护理评估能力,借助北京大学第一医院护理人员厚重的专业基础及临床实践经验,并以循证护理为原则不断探索,撰写出《ICU护理评估工具实用手册》。

本书的主要内容包括ICU护理管理、临床护理、心理社会方面常见的评估工具。第一章整体介绍ICU评估的概念、范畴、意义等;第二章介绍ICU人员管理、工作量、风险管理等;第三章和第四章主要从临床护理的角度,分别介绍成人和小儿危重患者神志、疾病严重程度及疼痛等各方面的评估,最后简要介绍ICU心理社会评估工具。

本书的主要适用对象是从事危重患者护理的临床护士,尤其是ICU护士,选用合理的评估工具,并学会使用该评估工具的正确方法,既可以帮助护士更加科学、有效的工作,也可以为护士进行科研时提供可选择的评估工具。

为进一步提升本书质量,以供再版时修改,敬请读者不吝赐教。

本书得到了澳大利亚格里菲斯大学林凤芝教授的审阅,特此表示感谢。

编　者

2016年3月

目　录

第一章 绪 论

近几十年来,随着重症医学的发展,重症医学监护也得到了相应的发展。重症监护病房(intensive care unit, ICU)是随着医疗护理专业的发展、新型医疗设备的诞生和医院管理体制的改进,利用现代医学理论,产生的一种集现代化医疗护理技术为一体的医疗组织管理形式,对危重患者进行集中监测,强化治疗的一种特殊场所,同时在人力、物力和技术上给予最佳保障,以期得到良好的救治效果。ICU患者病情危重,变化快,有效的评估可以预见患者的病情变化,及时采取针对性措施,避免患者病情恶化。护理评估是护理程序中最为关键的步骤,评估的根本目的是找出要解决的护理问题。对ICU患者进行准确、快速、全面、客观的评估,是确保护士做出正确护理诊断的依据,对患者的治疗和护理具有重要意义。

第一节 评估的概念及意义

一、ICU护理评估的概念

(一)护理评估

评估是实施护理程序的首要步骤,是整个护理程序的基础,贯穿于护理过程的始终,是连续的动态过程。评估为护理诊断的确定,预期结果的进展,护理措施的制订与落实以及对护理行为的评价奠定了基础。美国护士协会(ANA)在1980年确定的护理实践标准中特别强调了评估的重要性:"评估阶段为实施高质量的个体化护理提供了坚实的基础,需要有准确、完整的评估来推进人类反应的诊断与治疗。"因此,评估是护理程序中的关键步骤。

护理评估是有计划、有目的、系统地收集、分析、记录患者资料的过程。目的是了解患者目前及过去的健康状况、适应情况、对健康状态改变的反应、对医疗护理的反应以及潜在的健康问题发生的危险因素。

护理评估主要包括四种情况:初始评估、问题评估、紧急评估和后期评估。初始评估是指患者进入医疗机构后在特定的时间内完成的基本评估,目的是为了明确患者存在的问题,建立基础资料库,以期为后续的护理干预效果的比较提供基线资料；问题评估是指在护理过程中持续进行的评估，目的是掌握初始评估中所发现问题的现状及发展趋势；紧急评估是指在患者出现严重身心危机时进行的评估，目的是确保患者是否存在危及生命的问题；后期评估是指在初始评估后几个月进行的评估，目的是将患者的现状与之前获得的基线资料进行比较，以确定护理干预的效果。四种护理评估情况的评估时间、目的不同，评估的质量会受到护士的知识、技巧、观念等方面的影响，因此护士必须不断提高自身专业能力，运用评判性思维模式进行客观、准确、全面的评估。

（二）ICU护理评估

本书所指的ICU护理评估是以护理评估为基础，不仅包括对患者病情的全面评估，还包括ICU风险管理评估以及ICU护士、护理工作量的评估等，是对ICU整体护理的综合评估。病情评估主要是针对患者的一般状况、生命体征、神经精神状况、常见症状以及各个系统的综合评估；ICU人员评估主要是对护士的工作效能、心理状态、工作满意度等方面的综合评估；护理风险评估是在风险识别的基础上进行定量分析和描述，通过对这些资料和数据的处理，发现可能存在的风险因素，确认风险的性质、损失程度和发生概率，为选择处理方法和正确的风险管理决策提供依据。ICU风险评估是随着护理模式的转变，护理工作职能的拓展发展起来的，护理工作不再仅仅是完成治疗和正确的执行医嘱，而是对一切影响质量管理的原因与现象，护士都应有主动估计及预见行为能力。在护理工作中，影响患者康复因素、工作人员自身健康因素、医院感染危害因素等都可能成为护理工作中的风险因素。这些因素的存在，将对患者、护士自身、护理过程和结果产生消极影响。因此，应重视护理风险因素评估，提高风险防范能力。

二、ICU护理评估的意义

ICU是危重患者密集的场所，患者病情重而复杂、变化快，随时可能发生生命危险，此外，患者的身体极度衰弱，抵抗力低，治疗措施多，易引起并发症，其护理过程相对复杂且患者及其家属的期望值较高。因此，对ICU患者进行护理评估是识别患者现存的和潜在护理问题的关键步骤，是预防患者病情恶化、评价患者身心状况的重要措施。

ICU护理评估能准确地帮助护士评估患者的病情，并加强日后的护理决策及行动，能提供一个有力的专业判断，从而保证护理质量。

（一）为制订护理方案提供依据

疾病对机体的损害达到一定程度后，机体会产生相应的反应，护士可以通过对患者的身心表现及其发展过程的评估，为确定护理问题、制订护理方案提供依据，同时也可为医生诊断疾病和确定治疗方案提供信息。

（二）及时发现病情变化，预防病情恶化

患者在治疗的过程中可能会出现病情突变或发生各种并发症，护理评估可以及时发现患者的先兆表现，以便采取积极的治疗护理措施，尤其对于危重患者的抢救阶段，及时的评估和准确的决策可以使患者转危为安。

（三）评价护理干预效果

在患者的整个护理过程中，护士应通过细致的护理评估来及时了解护理方案的干预效果，对于尚未解决的和新出现的护理问题进行评估，以及时调整护理方案，最终达到解决现存的和潜在的护理问题的目的。

（四）预测疾病的发展趋势和转归

患者病情的轻重常与患者的病情表现有一定的关系，因此及时、准确的评估有助于预测疾病的发展趋势和转归，如发现患者原有的症状减轻或消失，常常提示患者的病情好转；如发现患者在原有症状的基础上出现了新的症状，常常提示患者的病情出现恶化。

第二节 ICU护理评估的主要内容

一、ICU患者的病情评估

（一）评估方法及内容

1. 身体各系统评估

（1）神经系统评估：①昏迷程度；②瞳孔评估；③肢体运动评估；④神经反射（吞咽反射、角膜反射、巴氏征）；⑤疑有脑外伤者，评估有无脑脊液漏；⑥评估脑神经受损情况；⑦有颅内压监测者观察波形和引流性质等。

（2）心血管系统评估：①血压、心律、心率；②ECG监测：观察ST段、QT、PR、QRS；③观察脉压变化；④观察皮肤颜色和温度，关注口唇、黏膜和肢体末梢；⑤评估指甲颜色和毛细血管充盈情况；⑥评估水肿程度；⑦评估颈静脉充盈情况；⑧触摸脉搏强度；⑨评估静脉通路，确保血管活性药物正确输注；⑩评估所有监测管道，保证监测数据准确。

（3）呼吸系统评估：①呼吸频率和深浅，胸部起伏；②呼吸道分泌物量与性状；③气道有无移位；④胸廓前后径，胸部畸形；⑤呼吸音听诊；⑥给氧方式和氧浓度；⑦血气分析；⑧插管患者观察插管型号和深度及固定；⑨使用呼吸机患者观察呼吸机设置参数，人机协调程度；⑩置胸管的患者观察皮下气肿，胸管引流情况。

（4）泌尿系统评估：①尿液性质和尿量；②观察有无尿路感染；③尿常规检查、尿比重、血电解质检查等。

（5）消化系统评估：①观察患者营养状况(身高、体重、皮肤弹性等)；②肠鸣音评估；③腹部触诊；④观察腹部引流管部位和引流性质；⑤胃肠潜血等。

（6）内分泌、血液、免疫系统评估：常与其他系统异常情况相伴随。①内分泌系统：是否存在水电解质失衡，代谢紊乱，意识改变等；②凝血系统：红细胞，凝血检查等；③免疫系统：白细胞、体温变化等。

2. 按照病情的缓急分

（1）初始评估：是指当患者病情紧急时进行的评估，目的在于了解危及患者生命的紧要问题并采取相应的措施。包括①气道评估：是否存在梗阻，如打鼾、喘鸣、吸气性呼吸困难、谵妄、发绀等；②呼吸评估：呼吸频率、节律、呼吸音、呼吸运动情况及有无三凹征等；③循环评估：评估血压、皮肤是否存在花斑湿冷、毛细血管充盈情况、尿量、颈静脉充盈情况等；④意识状态评估：评估神志、瞳孔反应等。

（2）二次评估：是指经过初始评估和治疗后，患者病情稳定或好转后进行的评估，目的是对患者进行详细、全面的评估，完善初始评估信息。①评估既往史、家族史；②评估一般资料；③评估心理-社会状况：精神状态、有无交流障碍、应对能力、对疾病的态度和期望、对生活的态度、影响患者心理状态的因素、信念和信仰等；④家庭需求评估：患者疾病对家庭的影响、患者及家属对监护室了解程度、社会支持情况、有无宗教信仰等；⑤全身检查，如表情与面容、皮肤与黏膜、饮食与营养、姿势与体位、排泄、睡眠与精神等；⑥症状评估：如疼痛的部位、性质、程度、持续时间、伴随症状等，咳痰的时间、痰液的性质、颜色、气味等，评估属于痰中带血还是大量咯血，并进一步观察其量、颜色、有无口腔、鼻腔、齿龈出血等，评估恶心与呕吐发生的次数、呕吐物的量、性状、颜色、气味等，有无诱因和伴随症状、与进食的关系等。

3. 收集实验室数据 血液检查、心电图、胸部X线(片)检查、超声心动图、动脉血气、CT检查、脑电图、尿液检查、粪便检查等。

4. 评估工具的应用 危重患者的病情评估主要为尽快识别存在的异常生理，确定最合适的方法来纠正患者的异常生理。传统的评估即可按照评估部位由头到脚评估患者治疗、管路、皮肤等情况，又可以按照监测到的各项血流动力学指标、实验室检查结果以及查体结果按系统进行评估。除此之外，在临床工作中，尚有众多量表可用以评估、乃至预测危重患者的病情变化。

（1）意识状态的评估：意识水平显著下降提示机体自我平衡的代偿机制受抑制，或者存在神经系统疾患，无论哪种原因，一旦患者发生神志改变，往往提示患者病情是危重的，必须接受紧急支持治疗。在临床工作中，ICU护士有众多评估工具可用来评估患者意识状态，如镇静躁动评分、格拉斯哥昏迷评分等。

（2）血流动力学评估：快速初始评估循环状态应注重于机体组织灌注，而非仅仅监测血压。即使患者无低血压,但存在组织灌注不足的征象时,也可能提示患者病情严重。可通过各种有创及无创方法进行监测。无创的血流动力学监测方法包括BioZ、Dynamic、无创动脉压、心脏超声;有创的血流动力学监测指标包括有创动脉血压、CVP、PAC、PICCO、乳酸、AKI早期指标、SvO_2等。

（3）呼吸的评估:明显的呼吸急促是病情危重的显著标志,无论患者是否存在呼吸衰竭。临床中可以应用呼吸困难评估表、肺功能评估等工具评估患者的肺功能。

（4）气道评估:可通过视、听、触诊评估患者有无气道梗阻的发生。如视诊发现患者心动过速、呼吸急促、使用呼吸机辅助呼吸、胸腹呼吸运动异常,听诊发现不同程度喘鸣音,提示患者病情危重。对于危重患者如未闻及喘鸣音,并不能排除存在危险气道。

（5）液体平衡监测:评估患者出入量、体重、动脉压与心率、中心静脉压与肺毛细血管楔压、尿比重、血清电解质监测、残余阴离子监测和ECG监测,以及酸碱平衡监测。

（二）评估的重点及要求

ICU患者病情复杂、变化快,因此护士应重点观察其生命体征和相应症状、体征,以期尽早发现或预见病情变化,及时采取措施。例如:对慢性肺源性心脏病患者,应重点观察患者的呼吸、血压、脉搏变化、神志,若出现头痛、烦躁不安、嗜睡等,则可能发生了肺性脑病。因此,对于危重患者的评估应全面、细致、连续。

此外,作为ICU的护士应具备突出的应变能力、敏锐的观察能力、非语言沟通能力、扎实的操作能力、有效获取知识的能力以及情绪的调节与自控能力,具备这些素质才能对患者的病情做出全面、准确、及时、客观的评估和及时有效的应对。

二、ICU患者安全风险评估

风险评估是风险管理的第一步,护理工作中风险无处不在,护士在工作中只有意识到风险的存在,准确地做出风险评估,并根据风险评估的结果做好环节控制,才能有效地防范风险的发生。针对评估结果做好环节控制,有效提高护士风险防范意识,在事发之前采取积极的前瞻性护理干预措施,提高风险防范能力。

（一）影响护理安全的主要因素

1.患者因素

（1）危重患者,病情变化快、并发症多、损伤重或病变复杂、手术难度大、手术风险高的患者存在着高护理风险。

（2）患者存在个体差异，如高度过敏体质患者，有发生过敏反应的危险。

（3）患者在出现健康问题后很容易出现认知与情感的心理危机，如没有及时得到护士的有效心理支持，就可能产生护患矛盾，甚至演变成纠纷。

2. 护士因素

（1）专业知识：部分护士专业知识不足，对疾病的治疗、护理知识缺乏，护理患者时不知道观察什么、做什么，盲目地执行医嘱，如此工作存在着很大的护理风险。

（2）工作方法：部分护士没有按照护理程序工作，对患者病情不了解，缺乏对患者的观察、判断。

（3）工作态度：个别护士责任心不强，缺乏严谨的工作作风，明知存在问题而不汇报，不处理。以致延误患者治疗或抢救。

（4）工作经验：低年资护士缺乏临床经验及正确的判断能力，面对病情复杂的患者，易产生工作失误。

（5）心理因素：护士因承受家庭与工作的多重压力，造成身体疲劳、精神紧张，易出现身心损害和护理工作质量下降。

（6）护士缺乏自我保护意识，法律意识淡薄：医疗纠纷逐年增加，临床护士直接接触患者，发生矛盾和纠纷的机会多，但护士没有及时转变观念，树立自我保护意识。

3. 管理因素

（1）人的因素：①规章制度不健全、落实不到位、人员职责界限不清；②实习护生安排与管理不善，使护生在无指导状态下工作；③护士长对新护士业务培训及新业务、新技术开展等方面的训练不足。

（2）物质因素：主要包括物品、药品和环境三方面。①物品不符合安全标准；②药物管理不规范；③基础设施及布局不当存在着不安全因素；④噪声；⑤空气污染等。

（3）时间因素：忙时、闲时均是高风险时段。

4. 医生因素

（1）患者病情复杂，超出医生能力范围。

（2）医生责任心不强，忽视对患者的管理。

（3）新技术、新项目引进或开展医疗科研项目时。

（4）医生对待患者缺乏耐心，造成患者及家属不满，容易将矛盾转嫁于护士，增加护理风险。

5. 其他因素

（1）医用危险品管理及使用不当也是潜在的不安全因素，如氧气。

（2）病区防火、防盗、措施不力等。

(二)ICU护理风险评估的主要内容

1. 护理操作中的风险 包括全部护理操作均有可能出现的风险,存在共性的风险,是一定要重视和防范的问题,例如三查八对、无菌原则等风险;还包括具体某项操作容易引起的风险,例如为患者换药时要防止感染、输液时要防止空气进入血管等。针对每一项护理操作,护士应分析该项操作容易出现的风险和薄弱环节,在实施操作时要谨慎执行,有效避免护理风险的发生。

2. 针对患者的风险 针对患者不同的疾病、身体状况和治疗,进行具体情况的风险分析和预测,需要护士对患者的情况进行全面掌握。例如,针对意识不清、昏迷的患者,长期卧床可能出现压疮、误吸、下肢深静脉血栓等风险;谵妄、躁狂的患者可能出现非计划性拔管、坠床、跌倒等风险;有尿管者需要预防尿管相关尿路感染风险的发生。需要事先告知家属相关风险和防范措施。

3. 针对设备仪器的风险 基于ICU收治的患者病情严重、复杂,ICU配备的仪器设备较多,护士应该了解各个仪器的性能,定期检查维修,使设备仪器处于完好备用状态,每种仪器设备都应配有备用设备,预防设备在使用时出现故障而影响抢救和治疗,在维护设备正常运作的同时为了防止出现突发事件,应该针对各种仪器事先设定应急措施,以保证患者安全。

4. 针对突发事件的风险 ICU患者病情较重,多为意识不清或卧床患者,一旦发生突发事件将会对患者造成重大危害。因此ICU管理者应培养全体医护人员处理紧急事件的能力,定时进行紧急事件预演,加强环境安全检查,及时发现安全隐患,并做好应急预案。一旦出现突发事件,如火灾等,应积极组织帮助患者安全转移。

第三节 ICU护理评估工具的范畴

一、护理评估工具的概念

护理评估是有计划、有目的、系统地收集、分析、记录患者资料的过程。工具原指工作时所需要的器具,后引申为达到、完成或促进某一事物的手段。护理评估工具是在护理评估过程中所需要的器具。在ICU护理过程中,患者病情危重、病情变化快,常需要对患者的生理、心理进行观察和测量,并对观察结果以一定量化方式进行评价和解释,这一过程常需要依据护理评估工具进行测量。

二、护理评估工具的种类

根据护理评估方法的不同,所需要的护理评估工具也不同。临床上常用的评估工具可分为定量和定性评估。

查体、仪器检查、实验室检查常用生物、生理测量工具,其结果可以用具体的数值表示出来,如高度、长度、肺活量、白细胞计数等,为定量测量。随着医学科学的发展,评估更加快速、客观,并日益趋向定量化发展。

然而,目前临床上很多症状,只凭护士问诊,尚无较好的定量评估方法,如疼痛、谵妄、呼吸困难、疲乏等,缺乏客观的定量评估。对这类临床现象的评估只能用定性的方法描述,如有或无、是与否、好与坏等,缺乏客观精确性,误差较大,这类评估称为定性评估。由于定性的评估缺乏客观度量衡精确的标准,常对临床诊断、治疗、护理评估、预后评价造成分析比较的困难。为了解决这个问题,临床上采用对定性评估进行量化处理,以数字来表示。常见的方法有量表法、问卷法等。本书介绍的护理评估工具是对定性评估进行量化处理的常用评估工具。如量表、问卷、临床分级等。

第四节 护理评估工具使用的注意事项

一、护理评估工具的优缺点

在重症监护病房,患者绝大多数时间内的病情变化由ICU的护士来进行监测,危重患者病情变化快,细心和专业的护理评估往往能使患者生命瞬间通过正确的判断和处理而得以挽救。然而随着医学模式的改变,单纯依靠主要症状难以准确地反映患者病情的严重程度和评价治疗效果。而评估工具可动态观察重症患者病情变化,快速且简洁,避免护士收集资料的主观性和随意性,能有效地规范评估范围,为护理工作提供客观、量化的观察指标,已成为规范化护理的一部分。ICU护士的评估和病情观察至关重要。病情观察时护士可以借助于一定客观的评估工具来评估患者心理状况、精神状况、疾病症状等情况。近几年使用评估工具对患者进行评估日益普及,已成为重症护理评估的重要组成部分。

护理评估工具的使用作为临床诊断、治疗、护理的依据,存在着一定的误差。如被测量者误差、测量者误差、评估工具误差、评估判定的误差等,因此仅作为临床护理工作中的辅助工具。具体的评估、诊断、治疗、护理要依据患者的病情、护士临床经验等综合评估,才能得出正确的结论。

二、量表的选择

选择量表需注意以下问题: 量表测量的是你想测的吗? 评估工具反映了你的概念定义了吗? 工具结构好吗? 被测量者以前用过这个工具吗? 评估工

具如何使用和评分？使用需要特殊技巧吗？测量者如何进行量表使用的培训？评分如何意译？工具的信效度？只有解决了这一系列问题，量表才可以使用。

三、评估工具性能的测定

由于评估结果会影响决策者的行为，因此，使用评估工具会涉及数据的正确性和可靠性，而信度与效度是影响评估结果的主要标准。评估工具性能测定时机：①编制新的问卷；②对现有问卷进行修改；③测试人群的改变；④国外量表翻译。

（一）信度

信度是指测验或量表的可靠性和稳定性的程度，用信度系数（coefficient）来表示。当使用同一研究工具重复测量某一研究对象时所得结果的一致程度越高，则该工具的信度就越高。同时，越能准确反映研究对象真实情况的工具，其信度也就越高。稳定性、内部一致性和等同性是信度的三个主要特征。

1. 重测信度 常用来表示研究工具的稳定性的大小，指用同一工具两次或多次测定同一研究对象，所得结果的一致程度。它一般用重测相关系数来表示，相关系数越趋近于1，则重测信度越高。

2. 折半信度、Cronbach'α系数与KR-20值反映量表内部一致性。Cronbach'α相关系数所计算的是工具中所有项目间的平均相关程度。一般认为，Cronbach'α系数在0.70以上，才说明该工具具有较好的信度。

3. 评定者间信度和复本信度反映量表等同性特征。

（二）效度

效度是指某一研究工具能真正反映它所期望研究的概念的程度。它是量表心理测验学的核心，反映期望研究的概念的程度越高，效度越好。用于反映一个研究工具效度的指标主要有以下几个方面：

1. 表面效度 是由评估人根据自己对所要测量的概念的理解，尽其判断能力之所及来断定工具是否适当。表面效度是一种直觉判断，它对研究工具效度的评价是用"有"或"无"来反映的，而未体现效度在程度上的高低问题。

2. 内容效度 是根据理论基础及实际经验来对工具是否包括足够的项目而且有恰当的内容分配比例所做出的判断。多由有关专家委员会进行评议。专家人数最少不少于3人，最多不超过10人，5人较为合适。专家的选择应与研究工具所涉及的领域相关。两次评议时间最好间隔10~14天。

3. 结构效度 重点是了解工具的内在属性，而并不关心使用工具后所测得的结果。结构效度反映的是工具与其所依据的理论或概念框架的相结合程度。它主要回答"该工具究竟在测量什么？""使用该工具能否测量出想研究的抽象概念?"这类问题。利用因子分析评价问卷的结构效度是最理想的效度评价方法。因子分析有多种提取公因子的方法,最常用的有主成分法(即主成分分析)和主因子法。前者用于综合变量的信息,后者则在于解释变量间的关系。

4. 效标关联效度　侧重反映的是研究工具与其他测量标准之间的关系,而并不体现研究工具与其所测量概念的相符程度。相关系数越高,表示研究工具的效度越好。

四、护理评估工具使用中的法律问题

临床护理工作和护理科研中,我们采用其他学者研制的量表需取得原作者同意后,索取原量表方可使用,并对量表的出处进行介绍。而对于应用比较广泛的成熟量表,可直接使用,对量表的出处进行介绍。

第二章 ICU护理管理评估工具

第一节 人员管理

护理人力资源管理是护理管理过程中的重要组成部分,是指护理管理者运用现代化的科学方法,对与一定物力相结合的人力进行合理的培训、组织和调配,使人力、物力经常保持最佳比例,同时对人的思想、心理和行为进行恰当的诱导、控制和协调,充分发挥人力的主观能动性,使人尽其才,事得其人,人事相宜,以实现组织目标。ICU是重症患者集中的地方,ICU的护士在工作中所承受的体力与精神压力要远远大于普通病房的护士。随着医疗制度的改革以及医院的快速发展大多数医院出现护士短缺的情况,如何调动ICU护士工作的积极性,让护士可以在繁重而又紧张的ICU工作环境中努力工作,并能够确保护理工作质量,成为护理管理者关注的问题。以下介绍的几种护士工作状态的评估工具,可以帮助护理管理者更好、更深入地了解ICU护士对工作的认识,对护理人力资源方面存在的问题给予相应的关注,为稳定护理队伍、促进护理事业的发展提供科学的依据。本节主要介绍的评估工具包括:组织承诺度评估、变革型领导问卷(TLQ)、护士工作满意度评估、护士职业倦怠评估、自我效能感评估。

一、中国职工组织承诺问卷

1. 来源 组织承诺(organizational commitment)也称组织归属感、组织忠诚等。首先提出这个概念的人是20世纪50年代的美国社会学家Becker,他认为组织承诺是员工随着对组织单方面投入的增加而不得不继续留在该组织工作的心理现象。此后组织承诺引起了很多研究者的研究,并提出了各自的看法。随着不断地研究,20世纪90年代加拿大的Meyer与Allen在众多研究者的研究基础之上提出了组织承诺的概念:"体现员工和组织之间关系的一种心理状态,隐含了员工对于是否继续留在该组织的决定",并提出了组织承诺的三因素模型,得到了学者们的广泛认同。三因素模型分别指:情感承诺是指员工愿意留在组织;规范承诺指员工感到应该留在组织;持续承诺则指员工感到必须留在组织内。三因素组织承诺量表(organizational commitment questionnaire)也被开发了出来。但是不同国家之间的文化背景的不同,组织承诺的意义有所不同,凌文铨等编制了"中国职工组织承诺问卷",问卷获得了5个因素模型,除了西方学者三因素模型的内容外,还提出了适应中国组织承诺的"理想承诺"和"机会承诺"。此量表最终包括:情感承诺、规范承诺、理想承诺、经济承诺、机会承诺5个维度,一共有25个条目。该量表的Cronbach'α系数为0.88,5个维度的系数分别为0.79、0.85、0.85、0.80、0.75。20世纪后期,由于护士的短缺,离职率的增高也成为全球普遍存在的问题,这引起了护理管理者对护士的组织承诺的关注。在护理人力资源管理中组织承诺是护士对医院的一种态度,它是预测护士工作努力程度、工作绩效和流失率的很好指标。目前对于中国护士进行的组织承诺调查大多采用的是此问卷。

2. 适用范围及人群　中国(组织)企业职工,包括护士群体。

3. 使用方法及具体量表(表2-1-1)。

表2-1-1　中国职工组织承诺问卷

指导语: 请您根据自己的实际感受和体会,用下面24项描述对您所在部门、团队进行评价和判断,并在最符合的○上画"√"。评价和判断的标准如下:

分类	项目	评分			
		完全不是这样	很少这样	基本是这样	完全是这样
感情承诺	效益差也不愿离开	○	○	○	○
	对单位感情深	○	○	○	○
	愿做任何贡献	○	○	○	○
	愿贡献全部心血	○	○	○	○
规范承诺	对单位负有义务	○	○	○	○
	跳槽不道德	○	○	○	○
	对单位都应忠诚	○	○	○	○
	对单位全身心投入	○	○	○	○
	像爱家那样爱单位	○	○	○	○
理想承诺	学有所用	○	○	○	○
	进修机会多	○	○	○	○
	晋升机会多	○	○	○	○
	挑战与困难	○	○	○	○
	条件利于实现理想	○	○	○	○

分类	项目	评分			
经济承诺	丢失福利	○	○	○	○
	损失太大	○	○	○	○
	即便想也很难离开	○	○	○	○
	花费一生	○	○	○	○
	家庭损失	○	○	○	○
机会承诺	技术低	○	○	○	○
	别的单位工资不好	○	○	○	○
	找适合工作不易	○	○	○	○
	找不到别的单位	○	○	○	○
	条件好的不易找	○	○	○	○

　　参评标准: 1分: 完全不是这样; 2分: 很少这样; 3分: 基本是这样; 4分: 完全是这样。各维度得分为条目得分之和,总分25~125分,总分越高表明组织承诺水平越高

　　[来源: 凌文辁,张治灿,方俐洛.中国职工组织承诺的结构模型研究.管理科学学报,2000,3(2):76-80.]

二、变革型领导问卷

　　1. 来源　变革型领导(transformational leadership),这个领导理论是20世纪80年代以来比较热点的问题。变革型领导是把领导和下属的角色相互联系起来,领导通过自身的行为表率,对下属需求关心的来优化组织内成员互动,试图在领导与下属之间创造出一种能提高双方动力和品德水平的理论。Bass建立了相应的评价工具——多因素领导问卷(multifactor leadership questionnaire, MLQ)。包括三个维度: 魅力-感召领导、智能激发和个性化关怀。之后Bass等把 "魅力-感召领导" 区分为: 领导魅力和感召力两个维度。变革型领导包括: 领导魅力、感召力、智能激发和个性化关怀四个维度。MLQ虽然得到了广泛的使用,但是也有一些专家对其提出了质疑,于是就有学者制订了新的变革型领导问卷。其中就有李超平等编制的变革型领导问卷(transformational leadership questionnaire, TLQ)。包括四个维度: 德行垂范、愿景激励、魅力领导、个性化关怀。该量表Cronbach' α系数为0.86,并有良好的信效度。随着医疗事业的快速发展,护理队伍已经是医院创新的重要组成部分,变革型领导理论也慢慢渗入到护理管理范畴,为护理管理提供了更好的管理模式。

　　2. 适用范围及人群　适用于企事业管理,医院管理。

　　3. 使用方法及具体量表(表2-1-2)。

表2-1-2 变革型领导问卷（TLQ）

指导语: 请您根据自己的实际感受和体会,用下面26项描述对您所在部门、团队的负责人进行评价和判断,并在最符合的○上画"√"。评价和判断的标准如下:

评价内容	评分				
	非常不同意	不同意	不好确定	同意	非常同意
德行垂范					
廉洁奉公,不图私利	○	○	○	○	○
吃苦在前,享受在后	○	○	○	○	○
不计较个人得失,尽心尽力工作	○	○	○	○	○
为了部门/单位利益,能牺牲个人利益	○	○	○	○	○
能把自己个人的利益放在集体和他人利益之后	○	○	○	○	○
不会把别人的劳动成果据为己有	○	○	○	○	○
能与员工同甘共苦	○	○	○	○	○
不会给员工穿小鞋,搞打击报复	○	○	○	○	○
愿景激励					
能让员工了解单位/部门的发展前景	○	○	○	○	○
能让员工了解本单位/部门的经营理念和发展目标	○	○	○	○	○
会向员工解释所做工作的长远意义	○	○	○	○	○
向大家描绘了令人向往的未来	○	○	○	○	○
能给员工指明奋斗目标和前进方向	○	○	○	○	○
经常与员工一起分析其工作对单位/部门总体目标的影响	○	○	○	○	○
个性化关怀					
在与员工打交道的过程中,会考虑员工个人的实际情况	○	○	○	○	○
愿意帮助员工解决生活和家庭方面的难题	○	○	○	○	○
能经常与员工沟通交流,以了解员工的工作、生活和家庭情况	○	○	○	○	○
耐心地教导员工,为员工答疑解惑	○	○	○	○	○
关心员工的工作、生活和成长,真诚地为他(她)们的发展提建议	○	○	○	○	○
注重创造条件,让员工发挥自己的特长	○	○	○	○	○

评价内容	评分				
	非常不同意	不同意	不好确定	同意	非常同意
领导魅力					
业务能力过硬	○	○	○	○	○
思想开明,具有较强的创新意识	○	○	○	○	○
热爱自己的工作,具有很强的事业心和进取心	○	○	○	○	○
对工作非常投入,始终保持高度的热情	○	○	○	○	○
能不断学习,以充实提高自己。	○	○	○	○	○
敢抓敢管,善于处理棘手问题	○	○	○	○	○

参评标准: 1分: 非常不同意; 2分: 不同意; 3分: 不好确定; 4分: 同意; 5分: 非常同意。分数越高,表示工作人员感知领导变革领导行为的程度越高

[来源: 李超平,时勘.变革型领导的结构与测量.心理学报,2005,37(6): 803-811.]

三、护士工作满意度评估

护士从工作中获得满意感、幸福感可提高护士整体生活满意度,激发其提供高效率、高质量的健康服务的主观能动性。护士满意度无论是对护士本身还是患者甚至医院都有一定的影响。有研究表明护士工作满意度低可直接影响到护士的工作态度、效率和质量,甚至不利于患者的康复。与此同时护士工作满意度低也是导致护士辞职的重要原因之一。为了能够帮助护理管理者及时有效地了解护士工作满意度的真实情况及其影响因素,护士工作满意度评估工具被国外护理专家编制出来并应用于调查护士工作的满意度。国外常用的护士工作满意度评估工具主要有: 护士满意度问卷(the nurse satisfaction scale, NNS)主要针对整个护士群体; 护士工作满意度量表(MMSS)主要针对临床护士工作满意度; Traynor的工作满意度测量量表(MJS)主要针对社区护士工作满意度; 明尼苏达工作满意度问卷(MSQ); stamps护士工作满意度量表等。国内针对护士工作满意度评估工具大多采用的是国外量表的翻译本或是信效度欠缺的自编调查问卷,2009年陶红等研制出了一个适合我国国情的护士工作满意度评定量表,且具良好的信效度。本节主要介绍的护士工作满意度的量表有: MMSS、MSQ及陶红制订的 "护士工作满意度评定量表"。

（一）护士工作满意度量表（MMSS）

1. 来源　MMSS量表是用于测评护士工作满意度的专业量表,最初由美国护理专家McCloskey于1974年创建。作者主要根据Maslow和Burns的理论,从安全因素、社会因素和心理因素三个方面拟定了评价护士工作满意度的标准。1987年,McCloskey和Mueller对这一量表进行重新修订、发展,形成McCloskey/Mueller满意度量表,简称MMSS,并于1990年发表在《Nursing Research》。该量表的Chronbach'α系数为0.69,其中文版量表的信度系数为0.758~0.90。

2. 适用范围及人群　该量表是适用于临床护士的多维度测量工具。

3. 使用方法及具体量表　量表主要包括: 福利待遇、排班、家庭和工作的平衡、同事间的关系、社交机会、专业发展的机会、工作被称赞和认可、对工作的控制和责任(表2-1-3)。

表2-1-3　护士工作满意度量表（MMSS）

指导语: 你对你的工作以下方面满意度如何? 请您根据自己的实际感受和体会,用下面31项描述对您所做的护理工作进行评价和判断,并在最符合的○上画"√"。评价和判断的标准如下:

评价内容	评分				
	非常 不满意	比较 不满意	不确定	比较 满意	非常 满意
1. 工资	○	○	○	○	○
2. 假期	○	○	○	○	○
3. 相关福利(保险、退休金)	○	○	○	○	○
4. 每天工作时间	○	○	○	○	○
5. 工作中对时间任务灵活安排	○	○	○	○	○
6. 上长白班的机会	○	○	○	○	○
7. 做兼职工作的机会	○	○	○	○	○
8. 每月周末休息的机会	○	○	○	○	○
9. 安排周末休息的灵活性	○	○	○	○	○
10. 对周末上班的补偿	○	○	○	○	○
11. 产假时间	○	○	○	○	○
12. 看护孩子的精力	○	○	○	○	○
13. 对上司的满意程度	○	○	○	○	○
14. 同你一起工作的护士同事们	○	○	○	○	○

评价内容	评分				
	非常 不满意	比较 不满意	不确定	比较 满意	非常 满意
15. 同你一起工作的医生	○	○	○	○	○
16. 目前采用的护理模式	○	○	○	○	○
17. 工作中接触社会的机会	○	○	○	○	○
18. 工作之余与同事进行社交的机会	○	○	○	○	○
19. 能对其他专业(非护理)有较多的付出	○	○	○	○	○
20. 与护理学院教师交流的机会	○	○	○	○	○
21. 参加某种协会或团体的机会	○	○	○	○	○
22. 你对工作进程的控制	○	○	○	○	○
23. 职业发展的机会	○	○	○	○	○
24. 上司对你的工作的认可程度	○	○	○	○	○
25. 同事对你工作的认可	○	○	○	○	○
26. 受到鼓励和积极反馈的次数	○	○	○	○	○
27. 参加护理科研的机会	○	○	○	○	○
28. 撰写并发表文章的机会	○	○	○	○	○
29. 对承担责任的大小	○	○	○	○	○
30. 你对工作环境的控制	○	○	○	○	○
31. 你在组织中参与做出决定的程度	○	○	○	○	○

参评标准: 采用Likert 5级评分,分为1~5五个等级,其中1分: 非常不满意; 2分: 比较不满意; 3分: 不确定; 4分: 比较满意; 5分: 非常满意。得分越高,工作满意度越高

[来源: 何淑贞,张宝玲,白丽霞等.对MMSS量表的介绍,护理研究,2008,22(4): 1063.]

(二)明尼苏达满意度量表(Minnesota satisfaction questionnaire, MSQ)

1. 来源　明尼苏达满意度问卷(MSQ)是由Weiss、Dawis、England & Lofquist于1967年编制而成。它的长式量表由20个分量表组成,分别测量对能力发挥、成就感、活动、提升、授权、公司政策和实践、薪酬、同事、创造性、社会服务、社会地位、管理、员工关系、管理技巧、多样化以及工作条件的满意度。这20个项目组成了对一般工作满意度测量时最常用的工具,可以直接填写每项的满意等级,也被称为明尼苏达短式量表,其总的满意度可以通过加权20项全部得分而获得。短式量表可以被分成内部满意度(12个项目组成的分量表)

和外在满意度(8个项目组成的分量表,比如收入、晋升机会和管理等)。MSQ的特点在于工作满意度的整体性与结构面皆予以完整的衡量,但是缺点在于题目数量太多,受测者是否有耐心和够细心,在误差方面值得商榷。因此采取此套衡量工具,多半采用短式量表。量表信度:MSQ20个项目的Chronbach'α系数为0.85~0.91。内在满意度分量表的Chronbach'α系数为0.82~0.86。而外在满意度分量表的Chronbach'α系数为0.70~0.82。20个项目的MSQ对总体满意度的测量跨时间的重测信度r=0.58。1988年,吴忠怡和徐联仓对明尼苏达满意度短式量表进行中国地区的修订,淘汰了原来20个项目中的6项,分别是道德价值、社会服务、稳定性、活动、成就感和同事关系;取而代之的是心情舒畅、信息沟通、福利、胜任、信任和成功,制订了符合中国地区的MSQ量表,量表的分半信度系数为0.93,内部一致性系数Chronbach'α系数为0.90左右。

2. 适用范围及人群　企事业单位员工。

3. 使用量表及具体量表(表2-1-4)。

表2-1-4　明尼苏达满意度量表MSQ

指导语:下面你能看到一些关于你目前工作的陈述。仔细阅读这些陈述,确定你对句子中所描述的关于你目前工作的某方面是否满意,然后在与你的满意程度一致的○上画"√"。

请问一下自己:我对工作这一方面的满意度如何?

评价内容	评分				
	非常 不满意	不满意	不确定	满意	非常 满意
1. 能够一直保持忙碌的状态	○	○	○	○	○
2. 独立工作的机会	○	○	○	○	○
3. 时不时的能有做一些不同事情的机会	○	○	○	○	○
4. 在团体中成为重要角色的机会	○	○	○	○	○
5. 我的老板对待他/她的下属的方式	○	○	○	○	○
6. 我的上司做决策的能力	○	○	○	○	○
7. 能够做一些不违背我良心的事情	○	○	○	○	○
8. 我的工作的稳定性	○	○	○	○	○
9. 能够为其他人做些事情的机会	○	○	○	○	○
10. 告诉他人该做些什么的机会	○	○	○	○	○
11. 能够充分发挥我能力的机会	○	○	○	○	○
12. 公司政策实施的方式	○	○	○	○	○

评价内容	评分				
	非常 不满意	不满意	不确定	满意	非常 满意
13. 我的收入与我的工作量	○	○	○	○	○
14. 职位晋升的机会	○	○	○	○	○
15. 能自己作出判断的自由	○	○	○	○	○
16. 自主决定如何完成工作的机会	○	○	○	○	○
17. 工作条件	○	○	○	○	○
18. 同事之间相处的方式	○	○	○	○	○
19. 工作表现出色时,所获得的奖励	○	○	○	○	○
20. 我能够从工作中获得的成就感	○	○	○	○	○

参评方式: 短式量表采用Likert 5级评分,分为1~5五个等级,其中1分: 对我工作的这一方面非常不满意;2分: 我工作的这一方面不满意;3分: 不能确定对我工作的这一方面是满意还是不满意;4分: 对我工作的这一方面满意;5分: 对我工作的这一方面非常满意。

(来源: 吴忠怡,徐联仓. 满意度测量问卷之研制. 硕士学位论文.中国科学院心理研究所,1988.)

(三)护士工作满意度评定量表

1. 来源　国外学者对护士工作满意度的研究已提出不同的结构模式假设,并形成一些广泛使用的权威量表,但我国学者的护士工作满意度测评研究尚处于初级阶段,虽已大量借鉴相关理论和观点。多数研究采用自行设计的调查问卷或翻译的国外权威量表。但对护士工作满意度的定义、结构等问题尚未达成共识,尚未形成具中国特色、较权威的护士工作满意度测量工具。2009年陶红等研制了适合国情的"护士工作满意度"测评工具,并对此量表进行测试,结果表明其具有良好的信、效度,此量表为护士工作满意度的影响因素及干预策略等系列研究提供现实依据。

2. 适用范围及人群　中国护士。

3. 使用方法及具体量表　陶虹版的护士工作满意度评定量表包括管理、工作负荷、与同事关系、工作本身、工资及福利、个人成长及发展、工作被认可、家庭及工作的平衡8个因子,共38条目(表2-1-5)。

表2-1-5 护士工作满意度评定量表

评价内容	评分				
	完全不同意	不同意	不确定	同意	完全同意
1.您在本单位的工资及福利(住房、医疗、教育等)与同地区的其他单位同行相当	○	○	○	○	○
2.医生认可您的专业素质和工作水准	○	○	○	○	○
3.您因为工作太忙而不能兼顾家庭	○	○	○	○	○
4.您和医生在工作中配合默契	○	○	○	○	○
5.目前的工资及福利(住房、医疗、子女教育等)让您满意	○	○	○	○	○
6.家人理解并支持您的工作	○	○	○	○	○
7.您会很好地处理工作与家庭之间的关系	○	○	○	○	○
8.在工作安排上您有比其他单位同行更多的灵活性	○	○	○	○	○
9.管理层在排班时会考虑您的个人需要	○	○	○	○	○
10.您参加继续教育和培训的机会多	○	○	○	○	○
11.您提出的管理方面的意见会被管理者采纳	○	○	○	○	○
12.倒班对您的生活影响不大	○	○	○	○	○
13.您感觉护理工作风险高	○	○	○	○	○
14.您对本单位护理工作的管理方式(合理、公平等)满意	○	○	○	○	○
15.您的工作得不到患者、家属及社会的认可	○	○	○	○	○
16.您感觉晋升(职称、岗位晋迁等)机会少	○	○	○	○	○
17.如果给您更多的时间,您会提供更好的护理	○	○	○	○	○
18.工作中您能自主安排工作计划	○	○	○	○	○
19.您会因工作的程序化而感到失望	○	○	○	○	○
20.患者和家属对您的护理满意	○	○	○	○	○
21.您面临工作与恋爱/婚姻/家庭之间的冲突少	○	○	○	○	○
22.管理者能与您共同探讨工作中常见问题和工作方法	○	○	○	○	○
23.本单位能使您在专业能力方面得到发展和成长	○	○	○	○	○

续表

评价内容	评分				
	完全不同意	不同意	不确定	同意	完全同意
24. 您认为目前所得的工资是合理的	○	○	○	○	○
25. 目前的职位能使您充分发挥自己的能力	○	○	○	○	○
26. 对于您偶尔出现的工作失误,管理者能给予理解与引导	○	○	○	○	○
27. 您感觉工作环境嘈杂	○	○	○	○	○
28. 您可以应付目前的工作量	○	○	○	○	○
29. 护理工作的重要性还未被社会广泛认可	○	○	○	○	○
30. 您确信护理工作很重要	○	○	○	○	○
31. 您参加护理科研工作及撰写护理论文(包括自行选题、撰文等)机会多	○	○	○	○	○
32. 您感觉工作环境拥挤、通风不好	○	○	○	○	○
33. 您接到临时加班的通知少	○	○	○	○	○
34. 您和同事之间相处不愉快	○	○	○	○	○
35. 工作中同事齐心协力,繁忙时会互相帮忙	○	○	○	○	○
36. 您单位的工资水平还需要提高	○	○	○	○	○
37. 您经常与同事商讨工作计划	○	○	○	○	○
38. 您能应付护理文件规定的越来越多的要求	○	○	○	○	○

参评标准:该量表采用Likert 5级评分,分为1~5五个等级,其中1分:完全不同意;2分:不同意;3分:不确定;4分:同意;5分:完全同意。量表总分为38个项目的累计得分,为38~190分。得分越高,工作满意度越高;得分越低,工作满意度越低

[来源:陶红,胡静超,王琳,等.护士工作满意度评定量表的研制.第二军医大学学报,2009,30(11):1292-1296.]

四、护士职业倦怠

1. 来源　1974年美国临床心理学家Freudenberg 提出了"职业倦怠"这个概念,是指工作人员在工作过程中心理、情感和人际关系压力源的持续应激状态。倦怠也可出现生理及心理方面,比如出现工作倦怠的人常伴有失眠、头痛、

胃肠道功能紊乱、易激惹等症状。Maslach对近几十年对工作倦怠的研究进行全面概括并制订了工作倦怠问卷（Maslach burnout inventory，MBI），此量表曾是最常用的护士职业倦怠评估工具。但西班牙学者Moreno-JimÜnez等，认为护士职业倦怠是工作环境、人格特征和对压力源不同应对的三个方面相交互作用的结果，并根据此编制了"护士职业倦怠量表（nursing burnout scale，NBS）"。此量表在国外研究有很高的信度、效度，在国内宋双等对其进行的信效度检测也证实了中文版的护士职业倦怠量表有很好的信度和效度。

2. 适用范围及人群　护士群体。

3. 使用方法及具体量表　NBS共有174个题目，本文介绍的是NBS的简化版，分为两部分。第一部分：包括18个问题，主要反映的是个人信息。第二部分主要包括五个方面：护士环境中常见的压力源、护士倦怠的三个构成部分、人格特征的三种积极表现、不同的应对方式、护士职业倦怠的生理及心理症状等，共65个题目（表2-1-6、表2-1-7）。

表2-1-6　NBS简化版的第一部分

基本情况

1. 年龄：

2. 性别：　　男　　女

3. 婚姻状况：　未婚　已婚　离异　丧偶

4. 子女数：

5. 受教育情况：初中及以下　高中　专科　本科　硕士及其以上

6. 工作领域（请具体描述）：

7. 工作岗位：

8. 就业状况：固定工　临时工　其他

9. 护士工作工龄（年）：

10. 工作医院名称：

11. 医院性质：　　私立　　　公立

12. 目前医院工作工龄（年）：

13. 目前岗位工作工龄（年）：

14. 轮班情况（占每年工作量百分比）：早班　中班　晚班

15. 每周工作时间（小时）：

16. 每天照顾的患者数：

17. 每天与患者接触的时间：75%　50%　30%

18. 是否有兼职：　　是　　否

表2-1-7　NBS简化版的第二部分

指导语: 要求被调查者逐项比对自身情况,然后在你认为与自身实际情况一致的○上画 "√"。

评价内容	评分			
	完全不同意	不同意	同意	完全同意
1. 我认为我难以同时完成这么多的工作	○	○	○	○
2. 我认为我的工作计划很明确	○	○	○	○
3. 由于人手不足,我感到处于超负荷工作状态	○	○	○	○
4. 患者很孤单,没有亲属前来探望,我心里很难受	○	○	○	○
5. 看到前来探望患者的亲属时,我心里很难受	○	○	○	○
6. 缺乏上级对我工作的明确指导	○	○	○	○
7. 由于患者病情严重,我的工作量太大了	○	○	○	○
8. 我的工作任务不明确	○	○	○	○
9. 上级的命令缺乏系统化	○	○	○	○
10. 看到我护理的患者死亡,我很受打击	○	○	○	○
11. 医生不支持我们,担心有碍他们的主导地位	○	○	○	○
12. 医生和我说话的口气过于专横	○	○	○	○
13. 我要照顾的患者太多了	○	○	○	○
14. 医生犯了错误却让我们去承担	○	○	○	○
15. 年轻患者的死亡让我很受打击	○	○	○	○
16. 患者及其家属不管发生什么事都来责备我们	○	○	○	○
17. 没有人关心我,我好像成了所有人的仆人	○	○	○	○
18. 我想我对患者正在慢慢变得冷漠	○	○	○	○
19. 当情况没有改善,我往往快速护理完患者后就避免和他们接触	○	○	○	○
20. 工作中,我经常心力交瘁	○	○	○	○
21. 我尽量避免与患者家属接触,不愿意与他们有人性化的沟通	○	○	○	○
22. 患者有什么困难,我从来不管,就当他们不存在	○	○	○	○
23. 我对工作已感到精疲力竭	○	○	○	○
24. 医院里每天的工作对我来说都是一个负担	○	○	○	○

评价内容	评分			
	完全不同意	不同意	同意	完全同意
25. 我感到工作没有意义	○	○	○	○
26. 我感到我的自尊已经降到了最低点	○	○	○	○
28. 我觉得自己毫无用处	○	○	○	○
29. 我很满意自己的日常工作,并想为之贡献毕生的精力	○	○	○	○
30. 我认为我的工作对社会很有价值,对我也很重要,我会竭尽全力	○	○	○	○
31. 我通常认为今天的努力能改变明天的情况	○	○	○	○
32. 虽然我竭尽全力,但是没有任何收获	○	○	○	○
33. 我对我的工作很有兴趣	○	○	○	○
34. 可能的话,我会选择一个全新的工作	○	○	○	○
35. 工作中无论我是否尽力,结果都是一样的	○	○	○	○
36. 可能的话,我想在日常工作中有新的尝试	○	○	○	○
37. 新技术的应用有利于我从事护理工作	○	○	○	○
38. 大部分时候都不值得我全力以赴,因为无论我怎么做,事情都不会有更好的结果	○	○	○	○
39. 虽然我工作优秀,但是不能实现目标	○	○	○	○
40. 我喜欢在工作中寻求新的挑战	○	○	○	○
41. 发生问题时,我会保持镇定,努力去改善现状	○	○	○	○
42. 出了问题,我只对责任人表示愤怒	○	○	○	○
43. 在困难面前,有时我会做出错误的决定	○	○	○	○
44. 遇到困难时,我会找人倾诉,寻求帮助	○	○	○	○
45. 我往往把困难放在一边,而去关注事情的发展方向	○	○	○	○
46. 遇到困难时,我会告诉别人我心里的感受	○	○	○	○
47. 身处困境时,我会接受别人的理解和支持	○	○	○	○
48. 面对困境,我继续向前,就当它不存在	○	○	○	○
49. 遇到难题,我不会钻牛角尖想很久	○	○	○	○
50. 我经常有换个工作的想法	○	○	○	○

续表

评价内容	评分			
	完全不同意	不同意	同意	完全同意
51. 工作让我变得对待家人性情暴躁	○	○	○	○
52. 工作把我限制在一个刻板的生活模式内	○	○	○	○
53. 我经常有放弃工作的想法	○	○	○	○
54. 我想离开这个职业	○	○	○	○
55. 工作让我搁置了其他所有的活动	○	○	○	○
56. 如果我可以(分娩或有经济保障),我会换一个职业	○	○	○	○
57. 工作对我生活的其他方面产生了负面影响	○	○	○	○
58. 护理工作不利于我的健康	○	○	○	○
59. 我感到身体不适	○	○	○	○
60. 我感到肌肉也有不适	○	○	○	○
61. 我经常要忍受肢体运动的不适	○	○	○	○
62. 我觉得精疲力竭,无力做任何其他事	○	○	○	○
63. 我变得神经质,总是处于爆发的边缘	○	○	○	○
64. 我很想大哭一场,或者躲避起来	○	○	○	○
65. 我总是过度兴奋	○	○	○	○

参评标准: 该量表采用Likert 4级评分,分为1~4四个等级: 1分: 完全不同意该题的描述; 2分: 基本不同意该题的描述; 3分: 基本同意该题的描述; 4分: 完全同意该题的描述

[来源: 唐颖, Eva Garrosa, 雷玲, 等. 护士职业倦怠量表(NBS)简介. 中国职业医学, 2007,34(2): 151-153.]

五、自我效能感量表

1. 来源　自我效能(self-efficacy)的概念是指人们对自身能否利用所拥有的技能去完成某项工作行为的自信程度。个体对自己面对环境中的挑战能否采取适应性的行为的知觉或信念。它是由美国心理学家(Albert Bandura)提出的社会认知理论的核心概念。自我效能通常被认为是一个人在某一方面有较高的自信心,但是在另一方面就不是这样了。德国心理学家Ralf Schwarzer

认为有一种一般性的自我效能感存在,它指的是个体应付各种不同环境的挑战或者面对新事物时的一种总体性的自信心。于是Schwarzer和他的同事于1981年开始编制一般自我效能感量表(general self-efficacy scale,GSES)。目前此量表在国际上已被广泛使用。中文版的GSES最早由张建新和Schwarzer于1995年在香港一年级大学生中使用。2001年王才康等通过对中文版的GSES进行研究证实中文版GSES是十分可靠的量表,其Chronbach'α系数为0.8~0.87,折半信度为0.90;此量表的10个项目和总量表分的相关都在0.6上,这一发现印证了Schwarzer等人的有关发现。最后证实了中文版GSES具有很好的预测效度。

2. 适用范围及人群　主要是大中学生群体,也有文献用于护士群体。

3. 使用方法及具体量表(表2-1-8)。

表2-1-8　一般自我效能感量表 GSES

指导语:以下10个句子关于你平时对你自己的一般看法,请你根据你的实际情况(感受),在每项陈述后面的○上画"√"。

评价内容	评分			
	完全不正确	有点正确	多数正确	完全正确
1. 如果我尽力去做的话,我总是能够解决问题	○	○	○	○
2. 即使别人反对我,我仍有办法取得我所要的	○	○	○	○
3. 对我来说,坚持理想和达成目标是轻而易举的	○	○	○	○
4. 我自信能有效地应付任何突如其来的事情	○	○	○	○
5. 以我的才智,我定能应付意料之外的情况	○	○	○	○
6. 如果我付出必要的努力,我一定能解决大多数的难题	○	○	○	○
7. 我能冷静地面对困难,因为我信赖自己处理问题的能力	○	○	○	○
8. 面对一个难题时,我通常能找到几个解决方法	○	○	○	○
9. 有麻烦的时候,我通常能想到一些应付的方法	○	○	○	○
10. 无论什么事在我身上发生,我都能应付自如	○	○	○	○

参评标准:GSES共10项内容,涉及个体遇到挫折或困难时的自信心。采用Likert 4级评分,分为1~4四个等级,各项目均为1~4评分。对每个项目被试根据自己实际情况回答"完全不正确"、"有点正确"、"多数正确"或"完全正确"。评分时,1分:完全不正确;2分:有点正确;3分:多数正确;4分:完全正确

[来源:王才康,胡中锋,刘勇.一般自我效能感量表的信度和效度研究.应用心理学,2001,7(1):37-40.]

六、心理授权量表

1. 来源　Conger等把授权定义为: 员工的努力-绩效期望水平的提高, 即自我效能的提升。Thomas和Velthous在Conger等的基础上进一步提出了心理授权(psychological empowerment)的概念, 认为授权应当是个体体验到的心理状态或认知的综合体, 这个综合体是4种认知的格式塔: 工作意义、自我效能、自主性和工作影响。基于Thomas等的理论, Spreitzer编制了心理授权量表(psychological empowerment scale, PES), 并对授权量表的信度和效度进行了检验, 结果表明: 心理授权问卷各维度的内部一致性处于0.79~0.85之间, 验证性因素分析的各项指标也达到了先定的标准, 表明心理授权的信度与效度均比较理想, 其后的研究结果也验证了授权量表的信度和效度。心理授权已成为西方管理研究的热点问题之一, 2005年李超平等进行了中文版PES的编制, 通过国内学者对中文版PES的信效度进行检验, 均得到了理想的结果。修订后的心理授权量表PES在国内具有较好的信度和效度。

2. 适用范围及人群　企业管理。

3. 使用方法及具体量表　整个量表包括四部分: 工作意义、自我效能、自主性和工作影响。每个部分3道题, 共12道题(表2-1-9)。

表2-1-9　心理授权量表(PES)

指导语: 下面总共有12项描述, 请您根据自己的实际感受和态度进行判断, 并在每项陈述后面的○上画 "√"。

评价内容	评分				
	非常不同意	比较不同意	不好确定	比较同意	非常同意
工作意义					
1. 我所做的工作对我来说非常有意义	○	○	○	○	○
2. 工作上所做的事对我个人来说非常有意义	○	○	○	○	○
3. 我的工作对我来说非常重要	○	○	○	○	○
自主性					
4. 我自己可以决定如何着手来做我的工作	○	○	○	○	○
5. 在如何完成工作上, 我有很大的独立性和自主权	○	○	○	○	○
6. 在决定如何完成我的工作上, 我有很大的自主权	○	○	○	○	○

续表

评价内容	评分				
	非常不同意	比较不同意	不好确定	比较同意	非常同意
自我效能					
7. 我掌握了完成工作所需要的各项技能	○	○	○	○	○
8. 我自信自己有干好工作上的各项事情的能力	○	○	○	○	○
9. 我对自己完成工作的能力非常有信心	○	○	○	○	○
工作影响					
10. 我对发生在本部门的事情的影响很大	○	○	○	○	○
11. 我对发生在本部门的事情起着很大的控制作用	○	○	○	○	○
12. 我对发生在本部门的事情有重大的影响	○	○	○	○	○

参评标准: 该问卷采用Likert 5级评分量表,1分: 非常不同意;2分: 比较不同意;3分: 不好确定;4分: 比较同意;5分: 非常同意

[来源:李超平,李晓轩,时勘,等. 授权的测量及其与员工工作态度的关系. 心理学报,2006,38(1):99-106.]

七、案例分析

刘彦慧等研究的"结构性授权和组织承诺对护士工作满意度的影响"文中使用了组织承诺量表和明尼苏达满意度问卷。

探讨结构性授权和组织承诺对护士工作满意度的影响。采用问卷调查法,抽取连云港市两家三级综合性医院的272名临床护士作为调查对象,采用工作效能条件问卷、组织承诺量表和明尼苏达满意度问卷分析三者间关系。结果结构性授权、组织承诺与护士工作满意度呈显著正相关,结构性授权可以通过支持权力、资源权力、正式授权和非正式授权四个因素调节组织承诺与护士工作满意的关系。最后结论为护理管理者应加强对组织承诺的关注,并采取有效的结构性授权措施,提高护士工作满意度。

第二节 护理工作量评估工具

ICU是各种危重患者集中的特殊病房,其护理质量的高低直接影响到抢救

危重患者的成功率,也能够体现出一个医院的医疗护理水平。有文献研究表明护理人力配置与护理质量及医院效率密切相关。而护理人力的配置大多是由护理工作量来决定的。患者的治疗手段频繁多样,技术操作复杂,医疗范围广,知识更新快等使ICU的护士的工作量远远高于其他护理单元。在现如今经济社会的背景下,护理管理者既要保证护理服务质量又要考虑护士用人成本,如何用科学有效的方法量化护理工作量,以便管理者有效运用护理预算,在保证护理质量的前提下,合理配置人力资源,实现弹性排班制度,用最少的费用提供最大的服务质量,是护理管理者比较关注的问题。本节主要为大家介绍几种适用于统计ICU护理工作量的评分体系。

一、治疗干预评分系统

1. 来源　治疗干预评分系统(therapeutic intervention scoring system,TISS)是Cullen于1974年编制的测量工具,共57项,通过计算24小时内护理活动来测量护理工作量。它首先被美国的马萨诸塞州综合医院使用,之后10年中逐渐应用于世界各国。1983年TISS扩展到76项,1996年又简化为28项。1989年TISS被引进我国,用于评价SICU的治疗效果,之后又被广泛用于评价SICU护理工作量,并且许多评价护理工作的评分系统都是在TISS-28的基础上制订的。TISS可以量化护理人员的工作,较为科学、客观和有效地反映监护室护理工作量,并预测每名患者的护理需求,有效提高护理服务质量。但TISS评分系统应用于评估护理工作量时也存在一些缺陷如:TISS只包括42.7%的护理工作时间,只能反映出部分患者需求的直接护理及他们对护理的依赖,且评分多数以治疗活动为中心,没有及时反映与治疗无直接相关的护理活动,条目里没有充分包括ICU护理活动,例如基础护理活动等。

2. 适用范围及人群　多用于ICU病房的护理工作量的测量。

3. 使用方法及具体量表　TISS-76通过量化24小时内的医疗活动来测量护理工作强度,76项治疗任务分别赋予1~4的分值,76项治疗任务分值的总和即为TISS最后得分,每天同一时间评估或患者入院24小时内评估患者TISS得分,用每天的分值测量护士的工作量(表2-2-1)。

TISS-28主要由基础治疗、通气支持、心血管支持、肾脏支持、神经系统支持、代谢支持、特殊干预7个评估项目构成的28项护理操作,每个项目又由一个或几个护理治疗措施组成,将患者实际治疗护理项目输入TISS-28内,得出相应分值,分值越高,表明患者所需治疗护理措施越多,并根据工作负荷程度换算为1~8分值,总分88分,28项治疗任务分值的总和即为TISS-28的最后得分。分数越高,患者疾病程度越严重,护理工作量就越大,需要护士人数越多(表2-2-2)。

TISS-28与TISS-76的关系:TISS-28=3.33+0.97×TISS-76。TISS-28分值要转

换成TISS-76分值后，再根据TISS-76得分将患者分为4类（表2-2-3）。

表2-2-1 TISS-76评分系统

评分	标准
4分	1. 心搏骤停和（或）心脏电除颤后（48小时内）
	2. 控制通气使用或不使用呼气末正压通气（PEEP）
	3. 控制通气中间歇或持续用肌松药
	4. 食管胃底曲张静脉气囊压迫
	5. 持续动脉内输液
	6. 使用漂浮导管
	7. 心房和（或）心室起搏
	8. 不稳定患者行血液透析
	9. 腹膜透析
	10. 人工低温
	11. 加压输液
	12. 抗休克裤（MAST）
	13. 检测颅内压
	14. 输血小板
	15. 主动脉球囊反搏术（IABP）
	16. 急诊手术（24小时内）
	17. 急性消化道出血灌洗
	18. 急诊行内镜或纤维支气管镜检查
	19. 应用血管活性药物（大于1种）
3分	1. 静脉高营养（包括肾、心、肝衰的输液）
	2. 随时准备安装起搏器
	3. 放置胸腔引流管
	4. 间歇指令通气（IMV）或辅助通气
	5. 持续呼吸道正压通气（CPAP）治疗
	6. 经中心静脉输高浓度钾溶液
	7. 经鼻或口气管内插管
	8. 无人工气道者行气管内吸引
	9. 代谢平衡复杂，频繁调整出入量
	10. 频繁或急查动脉血气，出凝血指标（>4次/班）
	11. 频繁输入血液制品（>5U/24h）
	12. 临时静脉单次注药
	13. 静脉一种血管活性药物
	14. 持续静脉滴注抗心律失常药
	15. 心律转复（非除颤）

评分	标准
	16. 应用降温毯
	17. 动脉置管测压
	18. 48小时内快速洋地黄化
	19. 测定心排血量
	20. 体液超负荷或脑水肿,采取积极利尿
	21. 积极纠正代谢性碱中毒
	22. 积极纠正代谢性酸中毒
	23. 紧急胸、腹或心包穿刺
	24. 48小时内积极抗凝治疗
	25. 容量负荷静脉切开放血
	26. 静脉给予2种以上的抗生素(不包括2种)
	27. 癫痫或代谢性脑病发作48小时内的积极治疗
	28. 复杂的矫形牵引术
2分	1. 监测中心静脉压(CVP)
	2. 同时开放2条静脉输液
	3. 病情稳定者行血液透析
	4. 48小时内的气管切开
	5. 气管内插管或气管切开者接T形管或面罩自主呼吸
	6. 鼻饲
	7. 因体液丢失过多行补液治疗
	8. 静脉化疗
	9. 每小时记录神经生命体征
	10. 频繁更换敷料
	11. 静脉滴注垂体后叶素
1分	1. 心电图(ECG)监测
	2. 每小时记录生命体征
	3. 开放1条静脉输液
	4. 长期抗凝治疗
	5. 常规记录24小时出入量
	6. 急查血常规
	7. 定时间断静脉用药
	8. 常规更换敷料
	9. 常规矫形牵引术
	10. 气管切开护理
	11. 压疮护理
	12. 留置导尿管
	13. 吸氧治疗(鼻导管或面罩)

续表

评分	标准
	14. 静脉应用抗生素（小于2种）
	15. 胸部物理治疗
	16. 伤口、瘘管或肠瘘需加强冲洗包扎或清创
	17. 胃肠减压
	18. 外周静脉营养或脂肪乳剂输入
得分	

表2-2-2　TISS-28项评分系统

项目		分值
1. 基础项目	1. 标准监测　每小时生命体征、液体平衡的常规记录和计算	5
	2. 实验室检查　生化和微生物检查	1
	3. 单一药物　静脉、肌内、皮下注射和（或）口服（例如经胃管给药）	2
	4. 静脉多重给药　单次静脉或持续输注1种以上药物（*3与4只能选择一项）	3
	5. 常规更换敷料　压疮的护理和预防，每日更换一次敷料	1
	6. 频繁更换敷料（每个护理班至少更换一次）和（或）大面积伤口护理	1
	7. 引流管的护理　除胃管以外的所有导管的护理	3
得分		16
2. 通气支持	1. 机械通气　任何形式的机械通气/辅助通气，无论是否使用PEEP或肌松药；加用PEEP的自主呼吸	5
	2. 经气管插管自主呼吸，不应用PEEP；除机械通气外，任何形式的氧疗	2
	3. 人工气道的护理　气管插管或气管切开的护理	1
	4. 肺部理疗，刺激性肺量计、吸入疗法、气管内吸痰（*1与2只能选一项）	1
得分		9
3. 心血管支持	1. 单一血管活性药物　使用任何血管活性药物（*1与2只能选一项）	3
	2. 多种血管活性药物　使用一种以上的血管活性药物，不论种类和剂量	4
	3. 静脉补充丢失的大量液体　输液量>3L/（$m^2·d$），无论液体种类和剂量	4
	4. 放置外周动脉导管	5
	5. 左心房监测　放置肺动脉漂浮导管，不论是否测量心排血量	8
	6. 中心静脉置管	2
	7. 在过去24小时内进行过心跳骤停后心肺复苏（单次心前区叩击除外）	3

项目		分值
得分		29
4. 肾脏支持	1. 血液滤过,血液透析	3
	2. 定量测定尿量(经导尿管测量)	2
	3. 积极利尿[例如呋塞米>0.5mg/(kg·d)治疗液体超负荷]	3
得分		8
5. 神经系统支持	颅内压监测	4
6. 代谢支持	1. 复杂性代谢性酸中毒或碱中毒的治疗	3
	2. 静脉高营养支持	4
	3. 胃肠内营养　经胃管或其他胃肠道途径(例如空肠造瘘)	2
得分		9
7. 特殊干预措施	1. ICU内单一特殊干预措施　经鼻或口气管插管、放置起搏器、心律转复、内镜检查、过去24小时内急诊手术、洗胃。对患者临床情况不产生直接影响的常规干预措施。如X线检查、超声检查、心电图检查、更换敷料、放置静脉或动脉导管等不包括在内(*1与2只能选择一项)	3
	2. ICU内多种特殊干预措施　上述项目中一种以上的干预措施	5
	3. ICU外的特殊干预措施　手术或诊断性操作	5
得分		13
总分		

表2-2-3　TISS-76得分分级

TISS分级	TISS分值	需要护士人数	病情概括
Ⅰ级	0~9分	0.25	病情稳定,接受无创观察
Ⅱ级	10~19分	0.5	病情稳定,接受有创观察和一些治疗措施
Ⅲ级	20~29分	0.5	病情不稳定,接受有创观察和治疗,无立即生命危险
Ⅳ级	≥40分	≥1	病情不稳定,接受有创观察及生命支持治疗,有立即生命危险

(来源:王曙红.临床护理评价量表及应用.长沙:湖南科学技术出版社,2011.)

二、护理活动评分

1. 来源 2003年Miranda组织15个国家的25位专家在TISS-28的基础上制订了护理活动评分(nursing activity score, NAS)。此评估量表为他评量表。中文版NAS的信度和效度,应用Cronbach's α测定中文版NAS的内部一致性,Cronbach's α系数为0.90,大于0.7。重测信度为0.994。NAS是一套比较完整、科学的评分系统,它将患者分类与护理活动结合起来,能够更准确测量护理工作量,为ICU的护理人力资源的配置提供了理论依据与数据支持。NAS也存在不足之处,如量表的产生是在国外文化背景下,其倡导的是8小时护理工作时间,而国内多数ICU都实行的是12小时工作时间,这就可能在一些条目上出现偏差。

2. 适用范围及人群 多用于重症监护室的护理工作量测量。

3. 使用方法及具体量表 主要包括五个方面的护理活动:监护与输液、卫生保健、活动和体位、患者与家属的支持、护理行政与管理,共23条。每一条按其所花费的时间占护士1天工作时间的百分比,赋予相应的1~32分,各个条目相加总和即为NAS总分,分值越高,工作量越大。总分177分相当于1.8名护士24小时的工作量(NAS将护士1天的工作量看作100分)。

NAS是通过测量护士与患者相关的护理操作过程的总数来决定每一个过程需要护士的人数,即1个给定的分值决定需要的护士人数。按着护理活动表上的护理工作项目,将护士为一名患者所做的各项护理活动分值之和计为一名患者的总体NAS得分,所有患者的总体NAS得分之和即为当天总体工作量,再根据当天直接参与护理患者的护士数量计算平均护理工作量。将每天ICU所有患者护理活动得分总和除以100,就得出每天所需要直接参与护理患者的理想护士人数(表2-2-4)。

表2-2-4 护理活动评分(NAS)

评价内容	分值
1. 监测和输液	4.5
1a. 每小时的生命体征测量,常规的记录和计算液体出入量等	
1b. 为保证患者的安全和进行各种治疗,每个班次均需要为患者进行至少在2小时以上的观察或治疗活动。例如非侵入性的机械通气,精神障碍患者,准备药物,进行具体的实施过程	12.1
1c. 为保证患者的安全和进行各种治疗,每个班次均需要为患者进行至少在4小时以上的观察或治疗活动	19.6
2. 实验性诊断:生物化学的和微生物学的调查	4.3

续表

评价内容	分值
3. 给药: 血管活性药物的排除	5.6
4. 卫生保健	
4a. 执行卫生保健工作,更换敷料或血管内管,换床单,洗澡,某些传染病患者出院后的终末消毒。例如: 伤口换药和静脉置管护理,更换衣服,洗澡,呕吐、尿失禁、烧伤、伤口渗漏和冲洗及特殊的过程如预防交叉感染等	4.1
4b. 保健工作在每个班次均超过了2小时	16.5
4c. 保健工作在每个班次均超过了4小时	20.0
5. 除胃管之外的所有管道的护理	1.8
6. 活动和体位,包括为患者翻身、从床上移动患者到椅子上、集体搬运等(不能活动,牵引及俯卧位患者)	
6a. 在24小时内进行以上活动3次	5.5
6b. 在24小时内进行以上活动超过了3次,或者是由2名护士进行	12.4
6c. 由3名或更多护士进行以上护理活动	17
7. 对患者及其家属的支持护理活动,包括电话和面对面咨询等。通常这种支持咨询并不影响其他护理活动,如可在进行护理操作过程中与患者及其家属进行交流	
7a. 在每一班次为患者及其家属提供支持或护理的时间需要认真投入大约1小时的时间	4
7b. 在每一班次为患者及其家属提供支持或护理的时间需要认真投入大约3小时及以上的时间,包含以下情况: 有大量的家属,语言交流障碍,家属不合作。这一项评估应用于患者及家属需要情感支持并且要求多于正常范围的需求,这主要根据24小时内的任一班次估算的时间来决定的。	32
8. 行政管理工作	
8a. 执行常规的工作,如: 审核临床护理记录,组织检查,各种专业性的交流活动	4.2
8b. 需要每班次认真投入约2小时来进行行政管理工作,包括: 研究活动,诊断使用,入院和出院活动。	23.2
8c. 需要每班次认真投入约4小时或更多来进行行政管理工作,包括死亡和器官捐献,与临床工作进行配合和协调	30
9. 辅助呼吸: 呼吸支持,任何形式的机械通气伴有或不伴有正性末端压力、肌肉瘫痪,自主性呼吸伴有正性末端压力,氧气支持治疗	1.4
10. 人工气道的护理,气管内插管和气管切开套管的护理	1.8

续表

评价内容	分值
11. 改善肺功能的各种治疗,肺部的物理疗法,雾化疗法和吸痰法心血管系统的支持护理	4.4
12. 心血管用药,不分药名和剂量	1.2
13. 大剂量的静脉给药,液体量每日 $>3L/(m^2 \cdot d)$,而不管给药的种类	2.5
14. 左心房监测,肺动脉导管监测,包括或不包括心排血量的测量	1.7
15. 在过去的24小时内心脏骤停后的心肺复苏,单次心前区的重击肾脏功能的支持	7.1
16. 血液透析技术	7.7
17. 记录排尿量(通过尿管测量)	7.0
神经功能的支持	
18. 颅内压测定	1.6
代谢功能的支持	
19. 并发代谢性酸碱中毒的治疗	1.3
20. 静脉高营养治疗	2.8
21. 肠道喂养,通过肠管或其他管道	1.3
具体的干预	
22. 包括24小时内的气管插管,安装起搏器,心脏复律,内镜检查,洗胃。常规的检查对患者临床没有直接的影响,如X线检查、超声检查、心电图、穿衣服、静脉置管不纳入	2.8
23. 在ICU病房外的具体干预措施,包括手术和诊断过程	1.9

[来源:刘云娥,叶文琴. 护理活动评估量表的介绍. 护理研究,2011,25(10): 2630-2632.]

三、重症监护护理评分系统

1. 来源 2000年芬兰护理专家Pyykk-对奥鲁大学医院的3个成人监护病房(综合性ICU、心内监护室、外科术后监护室)的护理干预措施与效果评估进行研究,提出重症监护护理评分系统(intensive care nursing scoring system,ICNSS),用于促进监护室护理过程中的信息交流并测量护理工作负荷量。2006年裴先波等将量表翻译修订,并检测量表的信度和效度。结果认为,量表中的16个问题较全面地反映了ICU护理工作的各个方面,适用于ICU护理工作量的评估。量表各项目和评分内容的效度指数均达到0.80以上,观察者间信度为95.45%,量表总的内部一致性为0.83,各问题的内部一致性为0.62~0.76,

用量表评估不同患者群体的护理工作量有显著性差异。此量表的核心是应用ICNSS评分量表计算护理工作量,在保证护理质量的前提下,将总的工作量合理分配给每名护士,必要时增加护士数量或采用弹性排班制度。其优势在于量表简单易懂,收集时间短,也可随时调整评价时间,及时反映护理工作量。此量表在提高ICU护理质量和护士满意度方面获得了较好的效果。其缺陷在于变量给出的评分由研究者自己主观判断得出,可靠性低些,而可靠性评估本来应该由中立的第三方来验证而不是研究者或护理者。此量表研究的是8小时班制,而现在国内普遍采用的是12小时班制,这可能带来研究结果的偏差。

2. 适用范围及人群 适用于ICU病房护理工作量的计算。

3. 使用方法及具体量表 ICNSS的评估项目包括15个与患者相关的健康问题以及1个与患者亲属或重要关系人相关的护理问题。第1~9个条目与重要功能异常有关,第10~12个条目与疾病、治疗引起的限制有关,第13~15个条目与病程带来的患者体验有关,第16个条目与亲属或重要关系人的不良应激有关。每个问题的护理干预评分分1~4四个等级,分别对每个健康问题进行护理干预评分评估,相加总和为总护理工作量,总分为16~64分。ICNSS规定每班护士下班前评分,每日3次。Pyykko等认为,ICNSS分数越高说明患者病情越重,护理工作量就越大。当护理工作量评分在16~22分时,合理的护患比为0.5∶1;23~32分时,合理的护患比为1∶1;33~40分时,合理的护患比为1.5∶1;大于40分时,合理的护患比为2∶1(表2-2-5)。

表2-2-5 重症监护护理评分系统ICNSS

ICNSS评估项目	评分			
	1分	2分	3分	4分
1. 组织灌注改变	○	○	○	○
2. 气体交换受损	○	○	○	○
3. 无效呼吸形态	○	○	○	○
4. 排泄清除改变	○	○	○	○
5. 容量改变	○	○	○	○
6. 心律改变	○	○	○	○
7. 营养改变	○	○	○	○
8. 清理呼吸道无效	○	○	○	○
9. 皮肤完整性受损	○	○	○	○
10. 躯体活动改变	○	○	○	○

续表

ICNSS评估项目	评分			
	1分	2分	3分	4分
11. 睡眠形态紊乱	○	○	○	○
12. 交流改变	○	○	○	○
13. 疼痛	○	○	○	○
14. 疲劳	○	○	○	○
15. 焦虑、恐惧	○	○	○	○
16. 亲属、重要关系人的不良应激	○	○	○	○

参评标准: 1分-预防性护理: 患者有潜在的健康问题。检查未发现临床症状或体征。通过护理干预维持机体的重要功能,预防潜在的健康问题发展为实际问题; 2分-支持性护理: 患者病情轻,表现为单一的症状或体征,通过护理干预支持各项重要功能,协助患者通过自己的能力应对因疾病、治疗、病程经历带来的轻度的健康问题; 3分-补偿、缓解性护理: 患者病情严重,表现为多项临床症状与体征,通过护理干预补偿重要功能,减少和减轻因疾病、治疗、病程经历带来的健康问题。患者需要比2分水平更多的、更有效的、更耗时的护理干预; 4分-代偿、救助性护理: 患者病情极其危重,明显表现为多种不同的、比3分水平更严重的症状与体征,并引起了其他的健康问题。通过干预代偿重要功能,几乎采取了所有的护理干预来解决患者的健康问题

[来源: 潘夏蓁,姚海欣,林碎钗,等. 重症监护护理评分系统介绍. 中华护理杂志,2008,43(4): 378-379.]

四、案例分析

我们以"廖常菊,杨明全,邹雪梅,等. 治疗干预评分系统-28在ICU护理工作量评估中的应用研究.护理研究,2012,26(3): 641-643." 为例说明TISS-28系统在护理工作量评估中的应用。

廖常菊等应用评分软件,选择ICU患者24小时内病情最重时进行评分,并记录ICU每天护士岗位职数。结果每位患者每天TISS-28评分为(29.11±8.29)分,ICU每天总的TISS-28评分为(236.38±73.75)分,每天满足患者直接护理需要的护士岗位职数为(17.87±5.39)人,而实际每天护士岗位职数为(13.45±2.70)人;ICU护士每天人均TISS-28评分为(52.84±14.00)分;1周中每天的总工作量比较差异无统计学意义($P>0.05$),1周中每天护士人均护理工作量比较差异有统计学意义($P<0.05$)。结论表明TISS-28可准确、简便地测量ICU护理工作量,ICU护士处于超负荷工作状态,ICU护士人力资源现状与所需存在一定的差距。

第三节　ICU风险管理评估工具

　　风险是指遭受损失的可能性,护理风险就是医疗领域中因护理行为引起的遭受损失的一种可能性。在医院作业范畴,就患者安全领域而言,护理风险管理指采取必要的措施来预防及降低因意外伤害或药物损失所造成财务损失或威胁的自我保护行为。ICU集中了病情多变的危重患者,集中了先进精密的仪器设备,集中了危急重症救治最前沿的知识、技术和方法,故而集中了护理风险的众多高危因素和高危环节。如何对危重患者护理风险因素进行识别评估,并据之采取有效的规避措施,是保证危重患者护理工作安全进行,减少护理不良事件发生的行之有效的举措。护理风险管理第一步即分析、识别临床护理工作过程中可能出现的风险事件。ICU危重患者护理风险因素及影响因素主要包括以下几个方面:压疮、管道滑脱、误吸、深静脉血栓、静脉炎等。危重患者因病情重、变化快,在转运途中可能发生意外及并发症,甚而威胁生命。可见危重患者的转运工作是护理风险的高危环节,在患者转运前需进行风险因素评估。下面就介绍临床工作中常见的ICU风险管理的评估工具。

一、ICU患者转运风险评估

　　1. 来源　危重患者的安全转运是护理安全工作中的重要组成部分。因此,怎样降低危重患者转运途中的危险性,使患者及时、安全转运至目的地,转运前的风险评估及安全管理十分重要。查阅文献,尚未发现经过信度、效度检验过的ICU患者转运风险评估量表,已发表的量表多为笔者根据临床经验自行设计的评估单。张瑞敏等人、张莉等人均自行设计过危重患者安全转运评估单并发表,但未对量表进行信效度检测。下面详细介绍张莉等人编制的危重患者转运高危风险评估单。

　　2. 适用范围及人群　适用于危重患者转运前的风险因素评估。

　　3. 使用方法及具体量表　张莉等人编制的危重患者转运高危风险评估单(表2-3-1)包含生命体征、神志、瞳孔、静脉通路、各种管道、气道支持、出血部位固定、卧位、头部脊柱肢体保护、移动患者的方式、患者的安全防护、呼吸机、监护仪13项主要原因。编制者建议责任护士在患者转运前10分钟内完成,并根据评估得分进行相应处理。评估单满分为65分。得分<30分,医生、护士应在严密监护下转运患者,且提示转运风险高,需要主管医生对患者再次评估并提出处理意见;应对患者或其家属告知风险;携带急救物品,做好急救准备方可转送。得分在30~40分,患者应在监护下转送。提示转运风险较高,在转运途中可能发生呼吸、心血管、消化等系统病情变化及并发症,以及管道脱

开、给药延迟或中断、患者跌伤等意外；应对患者或其家属告知风险；做好应急准备，预先联系相关科室，与医生一同转送。得分41~50分，医生、护士陪同下转送。提示有风险的可能性，应给予高度重视，并做好相应的预防措施。得分>50分，可以转送。提示转运风险小，做好相应的预防措施，安全转运。

表2-3-1 危重患者转运高危风险评估单

评估项目	5分	3分	1分
1. 生命体征	T、P、R、BP稳定	药物或仪器维持稳定	高危状态
2. 神志	清	昏睡或谵妄	昏迷
3. 瞳孔	正常	不等大、对光反射存在或消失，或等大（针尖样）、对光反射消失	散大、对光反射消失
4. 静脉通路	无静脉通路	用头皮针或浅静脉留置针通道1~2条	用深静脉留置针通道或静脉通道≥3条
5. 各种管道	无管道	1~3条管道	3条以上
6. 气道支持	无	供氧通气	呼吸机辅助通气
7. 出血部位固定	不需要	普通止血包扎	止血包扎夹板固定或加压包扎止血或止血带止血
8. 卧位（未采取气道支持措施）	自由体位	平卧头侧位或半卧位	端坐、平卧头后仰位或头低足高位
9. 头部、脊柱、肢体保护	自由体位	绝对卧床限制活动	上颈托或脊椎板
10. 移动患者的方式	指导协助下挪动	需要2人或2人以上搬动	需要3人或3人以上平行搬动
11. 患者安全防护	只上床栏	床栏及四肢约束	床栏及全身约束
12. 呼吸机	正常运转	1项指标异常报警	2项指标异常报警
13. 监护仪	正常运转	1项指标异常报警	2项指标异常报警

（来源：张莉，彭刚艺. 患者安全高危风险评估及护理管理. 上海：第二军医大学出版社，2013. ）

二、下肢静脉血栓风险评估

静脉血栓栓塞症（venous thromboembolism, VTE），包括深静脉血栓形成（deep venous thrombosis, DVT）与肺血栓栓塞症（pulmonary thromboembolism,

PE）。DVT和PE是同一疾病的两个不同阶段。深静脉血栓形成（DVT）可引起致命的肺栓塞（PE），其病死率高达50%，被公认是目前现代医学中最难治疗而又可能导致生命危险的一种常见疾病。而ICU患者是DVT的高危人群，入住ICU一周以上未采取任何预防措施的患者，DVT发生率可增加至25%~32%。可见在患者转入ICU时就应对其进行DVT风险评估并采取相应的预防措施。目前VTE风险评估有两种方法，一种是团体风险评估，一种是个人风险评估。团体风险评估是将患者分为广泛的风险类别，而个人风险评估是通过风险评分方法来确定个人的风险，评估结果更为准确。目前，国际上有多种量表为预测DVT风险提供了具体的预测指标，如Wells量表、Autar量表、Geneva量表及Caprini量表等。另外，个人风险评估量表中Autar量表的评估条目与2012年美国胸科医师学会指南中提到的DVT发生的危险因素相一致，评估内容更加全面，能综合考虑患者的个人情况，对手术患者，尤其对大型、危重手术患者术后深静脉血栓形成风险的预测有较强的针对性。在患者可疑发生DVT时，2012年中华医学会外科学分会血管外科学组编制的《深静脉血栓形成的诊断和治疗指南（第2版）》指出可以依据DVT诊断的临床特征评分来预测患者患有DVT的临床可能性。本小节着重介绍Autar量表及临床特征评分。

（一）Autar量表

1. 来源　Autar量表是英格兰德蒙特福特大学学者Autar于1996年设计。该量表评估患者得到的阳性预测值为37%，阴性预测值为83%，评定者之间的信度为0.98，组内相关系数为0.98。

2. 适用范围及人群　Autar量表将静脉血栓形成的危险因素分为年龄、BMI、活动情况、特殊危险因素、手术、外伤及高危疾病7个项目模块，全面涵盖了高龄、肥胖、制动、手术创伤、心脏疾病及恶性肿瘤等多种发生DVT的危险因素，通过将多种混杂因素统一标准化计量，建立了预测DVT发生风险的标准化评估模型。对手术患者，尤其对大型、危重手术患者术后深静脉血栓形成风险的预测有较强的针对性。董瑶、宋玲等人对收治的94例手术患者于术前1天采用Autar量表进行DVT风险评估，发现Autar量表对手术患者DVT发生风险具有预测性。国内其他文献也显示Aurar量表可预警骨科患者围术期、脑卒中DVT的发生风险。

3. 使用方法及具体量表　该量表的内容包括年龄、体质量、活动受限度、特殊的危险因素、手术时间、高危疾病等7项。7项指数累加结果即患者DVT的危险程度，总分≤6分为没有危险；7~10分为低危；11~14分为中危；≥15分为高危、极高危（表2-3-2）。

表2-3-2　Autar血栓风险评估量表

年龄(岁)	分值	体重指数(BMI)	分值	活动度	分值	创伤	分值	外科干预	分值	疾病	分值	特殊危险	分值
10~30	0	20~25	1	受限(自用步行器)	1	头部	1	小型手术	1	溃疡性结肠炎	1	服用避孕药(20~35岁)	1
31~40	1	26~30	2	非常受限(需帮助)	2	胸部	2	大手术	1	镰刀型贫血病	2	服用避孕药(35岁以上)	2
41~50	2	31~40	3	坐轮椅	3	头部及胸部	3	急诊手术	2	红细胞增多症	2	妊娠产褥期	3
51~60	3	41以上	4	卧床	4	脊柱	4	骨盆手术	2	溶血性贫血	2		
61岁以上	4					骨盆		腹部手术	3	慢性心脏疾病	3		
						下肢		骨科(胸关节以下)手术	4	心肌炎	4		
								脊柱手术	4	恶性肿瘤	5		
										静脉曲张	6		
										曾患DVT后脑血管意外	7		

[来源于: Autar R. Nursing assessment of clients at risk of deep vein thrombosis(DVT): the Autar DVT scale.J Adv Nurs,1996,23(4): 763-770.]

（二）DVT诊断的临床特征性评分

1.来源 2012年中华医学会外科学分会血管外科学组编制的《深静脉血栓形成的诊断和治疗指南（第2版）》指出诊断DVT不能仅凭临床表现，还需要辅助检查加以证实，如血浆D-二聚体测定、多普勒超声检查、螺旋CT静脉成像等。根据Wells临床评分制订的DVT诊断的临床特征性评分可将患者患有DVT的临床可能性分为高、中、低度三级，如果连续两次超声检查均为阴性，对于低度可能的患者可以排除诊断，对于高、中度可能的患者，建议行血管造影等影像学检查。

2.适用范围及人群 所有怀疑已发生DVT的患者，在行超声诊断以前均可应用。

3.使用方法及具体量表 总分7分，为各项评分之和。≤0分为低度；1~2分为中度；≥3分为高度；若双侧下肢均有症状，以症状严重的一侧为准（表2-3-3）。

表2-3-3 DVT诊断的临床特征评分

病史及临床表现	评分
肿瘤	1
瘫痪或近期下肢石膏固定	1
近期卧床>3天或近4周内大手术	1
沿深静脉走行的局部压痛	1
全下肢水肿	1
与健侧相比，小腿周径增大>3cm	1
DVT病史	1
凹陷性水肿（症状侧下肢）	1
浅静脉侧支循环（非静脉曲张）	1
与下肢DVT相近或类似的诊断	–2

[来源：中华医学会外科学分会血管外科学组.深静脉血栓形成的诊断和治疗指南.中华外科杂志,2012,50（7）: 611-614.]

三、跌倒/坠床风险因素评估

跌倒是患者突然或非故意地停顿，倒于地面或倒于比初始位置更低的地方。患者跌倒/坠床是医院常见十大医疗事故之一。跌倒/坠床的发生不仅影响患者身心健康，还可能出现新的疾病，5%~15%的跌倒会造成脑部损伤、软组织挫伤、骨折和脱臼等伤害，既增加了患者及家庭的痛苦和负担，更会成为医疗纠纷的隐患。查阅文献发现关于跌倒的评估量表较多，如Morse跌倒评估量表。国内护理工作者也研制了众多自行设计的跌倒/坠床风险因素评估表。本小节着重介绍Morse跌倒评估量表及叶美燕编制的住院患者跌倒/坠床危险因素评估表。

(一)Morse跌倒评估量表

1. 来源 Morse跌倒评估量表(Morse fall scale, MFS)由美国宾夕法尼亚大学Morse等于1989年研制,并在多个国家医院使用,包括我国台湾、香港等地。我国唐玮等人于2009年对汉化版Morse跌倒评估表进行再翻译和临床验证,通过对460例住院患者进行测评,以实际发生跌倒的患者数为金标准,评价其信度、效度及预测性能,研究结果表明汉化版跌倒评估量表总的重测信度为0.99,界点为45分时量表的敏感度为74%、特异度为82%,对患者跌倒倾向具有较高预测能力。

2. 适用范围及人群 所有住院患者均适用。

3. 使用方法及具体量表 Morse跌倒评估量表可预测临床患者发生跌倒的可能性,为护士识别跌倒高危者及预防措施提供依据。该量表由6个条目组成,总分125分,评分>45分确定为跌倒高危患者,25~45分为中度风险患者,<25分为低风险患者,得分越高表示跌倒风险越大(表2-3-4)。

表2-3-4 Morse跌倒评估量表

评分项目		评分	
跌倒史	无为0分	有为25分	
超过1个医学诊断	无为0分	有为15分	
行走辅助	卧床休息、由护士照顾活动或不需要使用为0分	使用拐杖、手杖、助行器为15分	扶靠家具行走为30分
静脉治疗或肝素固定	无为0分	有为20分	
步态	正常、卧床休息不能活动为0分	双下肢虚弱乏力为10分	残疾或功能障碍为20分
认知状态	量力而行为0分	高估自己或忘记自己受限制为15分	

(来源:王曙红.临床护理评价量表及应用.长沙:湖南科学技术出版社,2011.)

(二)跌倒/坠床危险因素评估表

查阅文献发现国内众多临床工作者也曾设计过跌倒/坠床危险因素评估表,本小节详细介绍叶美燕编制的住院患者跌倒/坠床危险因素评估表。量表编者将4688例外科住院患者按时间循序分成实施跌倒/坠床危险因素评估前

（2114例患者）和实施后（2574例患者），发现跌倒/坠床危险因素评估的实施和护理安全措施的落实，能有效降低住院患者跌倒/坠床的发生率，提高住院患者护理安全。编者建议如果住院患者跌倒/坠床危险因素评估＞4分，则属于跌倒/坠床高危人群，需采取预防措施（表2-3-5）。

表2-3-5　住院患者跌倒/坠床危险因素评估表

项目	危险因素	分值
年龄	65~70岁	1
	＞70岁	2
活动能力	有活动功能障碍，需他人或辅助器协助	1
沟通能力	无法表达或无法理解所说话语	1
意识状态	持续意识障碍	2
	偶尔意识障碍	3
行为	躁动不安	1
	沮丧	1
眩晕	有眩晕病史	1
	目前有眩晕诊断	3
排泄	导尿或肠造瘘	1
	失禁	3
视觉障碍	有	2
跌倒病史	有跌倒病史	5
步态平衡	步态不稳	4
使用药物	麻醉药、抗组胺药、抗高血压药、抗癫痫药、抗痉挛药、镇静催眠药、肌肉松弛药、缓泻药、利尿剂、降血糖药、抗抑郁、抗焦虑、抗精神病药，服用2种以上药物	2
照顾者	有照顾者但经常不在或无照顾者	1
睡眠型态	昼夜颠倒	1
	失眠	1
总分		36

［来源：叶美燕.住院患者跌倒/坠床危险因素评估表在外科病房的应用.解放军护理杂志,2010,27（9A）：1322-1324.］

（三）评价

Morse跌倒评估量表经过信效度检测，该量表已在美国、加拿大等地广泛使用。我国广东省卫生厅2009年编印的《临床护理文书规范》中也建议将汉化版的评估量表作为住院患者的跌倒风险评估量表。但该量表仅涉及评估患者跌倒发生的危险性,并未考虑患者坠床发生的危险性评估。因为跌倒/坠床的危险因素存在众多相似点,我国许多临床工作者设计量表时将跌倒及坠床危险因素评估量表合二为一,但鲜有研究者对量表进行信效度检测,致使在量表推广应用时对风险评估的准确预测性受到质疑。

四、非计划性拔管风险因素评估

非计划性的拔管(unplanned extubation, UE),既往又称自我拔管或者意外性拔管,是指患者的插管意外脱落或未经医护人员同意,患者自行将插管拔除,也包括医护人员操作不当所致的非预期性拔管。国外的研究文献显示,成年患者UE的发生率在2.9%~22.5%。UE的发生可能造成患者损伤、住院天数延长、患者花费增加,甚至危及患者生命导致死亡,可见非计划性拔管为ICU风险管理中重要内容。

国内文献报道的非计划性拔管风险因素评估表均为自行设计,尚未经过相应信效度检测。李谆、朱江设计了住院患者管道滑脱危险因素评估表,将评估项目依据发生导管滑脱的风险程度及所导致的后果严重程度不同,分别设置危险度分值为1~7分,分值越高,表示导管滑脱的危险度越高。根据导管的危险程度将导管分为高、中、低三类,如中危、低危导管出现异常,导管分类自动升级一位,根据导管滑脱危险度评分情况,将导管滑脱危险度分为Ⅰ度、Ⅱ度和Ⅲ度,Ⅰ度(高危导管1~2分; 中危导管1~3分; 低危导管1~4分)时,有发生导管滑脱的可能;Ⅱ度(高危导管≥3分; 中危导管≥4分; 低危导管≥5分)时,容易发生导管滑脱;Ⅲ度(高危导管≥5分: 中危导管≥6分; 低危导管≥7分)时,随时会发生导管滑脱。两人对住院留置导管的280例患者应用导管滑脱评估表后,非计划性拔管发生率明显减少(表2-3-6)。

表2-3-6 住院患者管道滑脱危险因素评估表

报告项目	危险因素	评分
导管滑脱	意识异常	2分
预防	表达障碍	1分
发生	导管易松脱	1分
导管分类	自行改变	1分
高危导管	移动患者	1分
中危导管	评估分:	
低危导管	评估者:	

[来源: 李谆,朱江. 住院患者应用导管滑脱评估表的效果评价. 护士进修杂志,2013.28(15): 1422-1423.]

五、静脉输液并发症

1. 静脉炎　静脉炎是指静脉发生的炎症,是静脉输液治疗中最常见的并发症之一。发生静脉炎的原因可能为输入浓度较高、刺激性较强的药物,静脉通路留置时间太长,而引起局部静脉壁的化学炎性反应,也可以是同一根静脉反复多次穿刺造成的静脉感染。静脉炎发生后,即增加了患者的痛苦,也增加了护理人员工作量及穿刺难度。责任护士应根据静脉炎分级采取相应护理措施。下面介绍2006版美国静脉输液护理学会静脉治疗护理实践标准中的静脉炎分级(表2-3-7)。

表2-3-7　静脉炎分级标准

级别	临床标准
0	没有症状
1	输液部位发红伴有或不伴疼痛
2	输液部位疼痛伴有发红和(或)水肿
3	输液部位疼痛伴有发红和(或)水肿,条索状物形成,可触摸到条索状的静脉
4	输液部位疼痛伴有发红和(或)水肿,条索状物形成,可触及的静脉条索状物长度大于1英寸,有脓液流出

(来源: 美国静脉输液护理学会制订. 静脉治疗护理实践标准. 中华护理学会静脉输液治疗护理专业委员会组织翻译.)

2. 药物渗出　渗出指由于输液管理疏忽造成的非腐蚀性的药物或溶液进入周围组织。护士应具备识别和评估渗出部位以及是否需要干预和治疗的能力。临床常见的药物渗出分级标准为2006版美国静脉输液护理学会静脉治疗护理实践标准中的药物渗出分级(表2-3-8)。

表2-3-8　药物渗出分级标准

分级	临床表现
0	没有症状
1	皮肤发白,水肿范围的最大处直径小于1in,皮肤发凉。伴有或不伴有疼痛
2	皮肤发白,水肿范围的最大处直径在1~6in之间,皮肤发凉,伴有或不伴有疼痛
3	皮肤发白,半透明状,水肿范围的最小处直径大于6in,皮肤发凉,轻到中度疼痛,可能有麻木感
4	皮肤发白,半透明状,皮肤紧绷,有渗出,皮肤变色,有瘀伤、肿胀,水肿范围最小处直径大于6英寸,可凹性水肿,循环障碍,中度到重度疼痛,任何容量的血液制品、刺激性或腐蚀性的液体渗出

注: 1英寸=2.54厘米

(来源: 美国静脉输液护理学会制订. 静脉治疗护理实践标准. 中华护理学会静脉输液治疗护理专业委员会组织翻译.)

六、小结

本小结介绍的ICU风险管理评估工具中,除Autar量表进行过信效度检测,其余量表均为编者根据临床经验自行设计的量表,未经过临床信效度检测。如患者转运风险评估量表的编者未发表应用该量表的临床效果如何,即降低患者转运风险的具体数据。且不同系统疾病患者的转运风险不同,转运过程中可能发生的并发症不同,护理工作的着重观察点也不同,在临床工作中,应根据各ICU特点设计符合实际情况的转运风险评估单。对于跌倒/坠床风险因素评估量表,编者的研究虽显示应用该问卷可有效降低跌倒/坠床的发生率,但并未对问卷进行信效度检测,且编者研究对象仅为外科患者,对于其他科室患者是否适用未有相关临床检验支持。建议在读者实际应用过程中,首先对该评估单进行信效度检测。

七、案例应用

患者,男性,72岁,既往有高血压病史。因突发恶心、呕吐入院。患者神志清楚,瞳孔等大等圆,查体血压187/112mmHg,立即予鼻导管吸氧5L/min,平卧位,头偏向一侧,开放两条静脉通路,遵医嘱予亚宁定降压治疗,现患者需行头颅CT检查。

责任护士立即评估患者转运风险。患者生命体征高危状态,移动时需3人或3人以上搬动,各记1分;神志清楚,瞳孔正常,不需要包扎止血,不需要呼吸机维持呼吸,各记5分;留置两条静脉通路,需鼻导管吸氧,气道支持,采取平卧头侧位,监护仪显示1项指标异常(血压高),需绝对卧床休息,各记3分。患者总分为41分,应在医生、护士陪同下转运,且转运中有误吸、给药延迟或中断、跌倒等危险,需提高警惕。

第三章　成人ICU临床护理评估工具

第一节　疾病严重程度评估工具

在欧美等国家地区,危重疾病严重程度评估方法已广泛应用于临床,尤其是ICU。危重疾病严重程度评估可以客观反映危重患者面临死亡或严重并发症的危险,它是根据疾病的主要症状、体征和生理参数等进行加权或赋值,来量化评价危重疾病的严重程度。疾病严重程度评估不仅可以科学、客观地评价疾病的严重程度,还广泛用于评价护理措施、护理工作量、医疗结果、质量控制、资源利用、ICU周转和使用率,人力资源等。它的出现在学术交流方面有了统一的标准,摒弃了病情以"轻、中、重"这种不能准确反映疾病严重程度及快速变化的评估方法。在过去的20多年间,出现了许多危重疾病评估工具,而且在实践中还在不断修订。本节主要为大家介绍早期预警评分、急性生理学和慢性健康评分以及多器官功能障碍综合征评分系统。

一、早期预警评分

1. 来源　随着急危重症医学发展,"潜在危重病"越来越多受到关注。所谓"潜在危重病"是指那些表面上没有特定某一个器官衰竭的明显证据,但如不及时发现并进行有效处理,患者有可能在几小时或几天后病情迅速发展,最终成为危重症患者,甚至危及生命。20世纪90年代,为了更好识别"潜在危重病"患者,并尽早进行合理有效治疗干预,英国医学家们创建了"风险患者应急小组"。之后又在1997年由Morgan等人提出了早期预警评分(early warning score, EWS),随后2001年, Subbe等对其进行了改良,形成了最后修订的早期预警评分(modified early warning score, MEWS)。此评分被英国国家医疗服务系统规定为医疗机构评估病情的一种方法,随后英国重症监护协会和伦敦皇家医学院推荐其用于综合病房患者病情评估。该评分系统对危重病患者病情评估的一种简便、实用的评分系统。Armagan等研究表明EWS既能预测ICU的入住,也可以预测ICU及住院患者的死亡。其最大的优点是简便易行、经济,可以在患者床旁快速获得相关参数,数分钟即可完成评分和对患者病情的评价。在我国该评分最早应用于急诊,之后又应用到专科单病种的病情评估及预后判断,预测ICU危重患者的死亡,也有研究表明,该评分能够对患者转运过程中的安全性进行客观、有效的评估和分类,尤其能够减少危重患者在转运过程中病情恶化及死亡的危险。在ICU工作中,EWS和MEWS对护理工作有较好的警示作用。有研究发现,护士不能及时发现患者病情变化并通知医生,是导致患者不恰当的原因之一。而EWS和MEWS的出现是否可以帮助护士鉴别疾病危险程度,降低因患者病情变化不能被及时发现,导致病情进一步恶化的情况呢? 因国内仅有少数关于EWS和MEWS的报道,其在我国危重症护理的应用价值有待进一步验证。

2. 适用范围及人群　院前急救、急诊、危重病房、普通病房且年龄大于14岁者。

3. 使用方法及具体量表　两种评分每项参数的范围均为0~3分,总分15分。评分时,先根据参数表获得患者EWS和MEWS每个单项参数所得分值,各项参数所得分值综合即为给患者的总分,分数越高,表示病情越严重。EWS评分3~4分常常是一个病情恶化、需要报告医生和提高监护级别点。

张玉英等研究显示MEWS评分≤5分者预后良好,MEWS≥9分者死亡危险明显增高,需要加强监护治疗,MEWS评分5分为鉴别患者严重程度的最佳临界点。这与Subbe等研究结果一致,见表3-1-1和表3-1-2。

表3-1-1　英国诺福克与诺里奇医院使用的EWS评分

参数	分值						
	3	2	1	0	1	2	3
心率 (次/分)		<40	41~50	51~100	101~110	111~130	>130
收缩压 (mmHg)	<70	71~80	81~100	101~199		≥200	
呼吸频率 (次/分)		<9		9~14	15~20	21~29	≥30
体温(℃)		<35.0	35.1~36.5	36.6~37.4	≥37.5		
意识				清楚	对声音 有反应	对疼痛有 反应	无反应

表3-1-2　修订后早期预警评分（MEWS）

参数	分值						
	3	2	1	0	1	2	3
收缩压 （mmHg）	<70	71~80	81~100	101~199		≥200	
心率 （次/分）		<40	41~50	51~100	101~111	112~129	≥130
呼吸频率 （次/分）		<9		9~14	15~20	21~29	≥30
AVPU评分				清楚	对声音 有反应	对疼痛 有反应	无反应
体温（℃）		<35.0		35.0~38.4		>38.4	

A为反应；V为声音反应；P为疼痛反应；U为无反应

（该量表来源于：王曙红. 临床护理评价量表及应用. 长沙：湖南科学技术出版社，2011：181-190. ）

二、急性生理学和慢性健康评分

1. 来源　APACHE评分系统是现在最常用的疾病严重程度分级系统。它是由华盛顿大学医学中心的knaus医生领导的科研小组于1981年提出的，其后发展经历了4个阶段即APACHE Ⅰ~Ⅳ。APACHE Ⅰ当时有34个生理参数，之后Knaust通过对13家医院5815例内科及外科进入ICU的患者研究在APACHE Ⅰ基础上修改完成了APACHE Ⅱ，比APACHE Ⅰ更简单可靠，设计合理，预测准确，目前危重患者病情应用最广泛且具有权威的评价系统。但在实践中发现APACHE Ⅱ低分值范围预测死亡概率偏高，在高分值范围预测死亡概率偏低，且不太适合急性创伤伤员。于是在1991年，Knaus又在APACHE Ⅱ的基础上进行了修改为APACHE Ⅲ评分系统。包括体温、呼吸频率、心率、平均动脉压、动脉血氧分压、24小时尿量、白细胞计数、血细胞比容、血糖、血肌酐、总胆红素、白蛋白、血清钠、APACHE Ⅲ酸碱失衡评分及APACHE Ⅲ神经学评分等17项生理参数。APACHE Ⅲ和APACHE Ⅱ对危重患者病情的评价具有一致性，但是APACHE Ⅲ更能对病情做出准确评价和预测，更为科学、合理和严谨。但是其不足之处就是使用起来比较繁琐不能直接计算院内死亡率，在临床上的应用受到一定限制。之后2006年Zimmerman等在APACHE Ⅲ评分系统的基础上又提出了APACHE Ⅳ评分。由于APACHE Ⅳ刚提出不久，国内有关在ICU应用也相对比较少。APACHE评分系统在ICU的护理工作中的应用也逐渐广泛起来。彭伶丽等对APACHE评分系统在我国护理领域应用进行的综述回顾后认为APACHEⅡ评分系统在护理中的应用对危重患者的临床护理、护理管理提供了重要的指导依据,有利于提高护理质量、提升护理效果的评价和护士素质。但是APACHE评分系统在护理领域的应用也是有局限性的,虽然它可以很好地预测病死率但是不能完全反映护理工作量,APACHE评分系统适用于综合ICU而单一病种病死率及严重程度的评价不如其他评分系统。护士对APACHE评分系统了解不够,参数需要2~24小时之内的,临床收集起来比较困难等。本章节主要介绍大家比较熟悉且权威的APACHEⅡ评分系统。

2. 适用范围及人群 主要适用于入住ICU或者抢救室、急诊,不适合用于急性创伤患者;患者年龄要求≥18周岁。

3. 使用方法及具体量表 APACHEⅡ由三部分组成:急性生理参数、慢性健康状况、年龄组成。APACHEⅡ评分是A+B+C之和,理论最高分为71分,分数越高病情越重。临床中通常在APACHEⅡ得分20分时作为病情严重的截断点,超过20分,病情严重程度及死亡率明显提高。根据A项:APS即急性生理学评分12项数据全部要获得APACHEⅡ总分和入住ICU的主要疾病分值,可计算患者院内死亡危险性(R)In(R/1-R)=-3.517+(APACHE得分×0.146)+0.603(仅限于手术后患者)+患者入ICU的主要疾病得分,将每一患者R值相加,再除以患者总数即可求出群体患者的预计病死率。目前已有相应的APACHEⅡ评分软件,如陈道军的APACHEⅡ评分软件。

(1)APS包括12项生理指标,应当选择入ICU最初24小时内的最差值即最高值或最低值;同时记录各个指标在最初24小时内的最高值和最低值,并根据附表分别进行评分,应当选择较高的分值。前11项由临床常用的生命体征、血常规、血生化、血气指标构成,各项其偏离正常值的程度分别计为1~4分,正常计为0分。

(2)在评价肺氧合功能时,$FiO_2 < 50\%$,用动脉血气分压PaO_2作为评价指标,若$FiO_2 \geq 50\%$,则用肺泡-动脉氧压差$[(A\text{-}a)DO_2]$作为评分指标。

(3)对血液酸碱度的测定以动脉血pH最佳,其次是静脉血的HCO_3^-。

(4)如确定为急性肾功能衰竭,则将血肌酐(Cr)记分加倍。

(5)第12项为格拉斯哥评分(GCS),其反映的是中枢系统功能,评分越高,表示病情越轻,满分15分。

(6)APACHEⅡ评分越高,病情越重,为了符合这个评分原则,要用15分减去GCS实际评分后再计入到APS中。

B项:年龄评分 从≤44岁到≥75岁共分5个阶段,分别评为0~6分。

C项:慢性健康评分

(1)心血管系统:符合美国心脏协会制订的心功能5级标准。

（2）呼吸系统：慢性阻塞性或血管性肺部疾病所致患者活动严重受限，或有慢性缺氧，高碳酸血症，继发红细胞增多，严重肺动脉高压（＞5.33kPa）或需要呼吸机支持。

（3）肝硬化伴门静脉高压，以往有门静脉高压导致上消化道出血、肝功能衰竭、肝性脑病等。

（4）长期透析治疗。

（5）免疫功能障碍：接受免疫抑制剂、放化疗、长期激素治疗，或近期采用大剂量类固醇激素或患有白血病、艾滋病等抵抗力低下者。

以上器官功能衰竭或慢性疾病患者如行急诊手术或未来手术治疗者加5分，择期手术治疗者加2分。Knaus等认为以上患者急诊手术比择期手术死亡率高，且未手术患者比择期手术患者也高，可能是未手术患者因病情重不能承受或不宜手术治疗有关，所以未手术者与急诊手术者同样计分（表3-1-3）。

三、多器官功能障碍综合征评分系统

多器官功能障碍综合征（multiple organ dysfunction syndrome，MODS）指机体遭受严重感染、创伤、休克、大手术等损害24小时后，同时或序贯发生两个或两个以上器官或系统功能不全或衰竭的临床综合征，是临床常见的危重症，特别是ICU患者的主要死亡原因之一，其发病急骤，进展迅速，病死率高，花费高，严重威胁人类健康和生命。迄今为止，国内外有多个诊断MODS的评分标准及评分系统，如1994年欧洲危重病学会制订的序贯器官衰竭估计（sequential organ failure assessment，SOFA），加拿大学者Marshall在1995年制订的MODS评分、中国1995年庐山会议制订的MODS评分标准，2005年通过的高原地区多器官功能衰竭诊断标准H-MODS，以及2007年由王超等进行大样本研究，研制了适合中国国情的MODS评分。王超等对其研制的MODS评分系统与SOFA和Marshall—MODS对患者病情进行评估比较发现，三个量表都具有评估患者疾病严重程度的能力。本节也将针对这三个量表进行介绍。

（一）序贯器官衰竭评估（sequential organ failure assessment，SOFA）

1. 来源　SOFA评分系统是1994年由欧洲危重病协会急诊会年会（European Society of Intensive Care Medicine SICM）的学者们在巴黎提出的，其创建的原则为，寻找一个客观而简单的方法并能以连续的形式描述单个器官的功能障碍或衰竭，同时能评价从轻微的功能障碍到重度衰竭的程度。SOFA评分系统观察指标较少，评分方法简单，更易于临床操作，且每天运用SOFA系统评定脏器功能程度有利于动态观察疾病演变并及时进行关键的治疗指导。

表3-1-3 APACHE Ⅱ评分

A. 生理指标	高异常分值				正常	低异常分值				实测值	记分
	+4	+3	+2	+1	0	+1	+2	+3	+4		
1. 体温(腋下℃)	≥41	39~40.9		38.5~38.9	36~38.4	34~35.9	32~33.9	30~31.9	≤29.9		
2. 平均血压(mmHg)	≥160	130~159	110~129		70~109		50~69		≤49		
3. 心率(次/分)	≥180	140~179	110~139		70~109		55~69	40~54	≤39		
4. 呼吸频率(次/分)	≥50	35~49		25~34	12~24	10~11	6~9		≤5		
5. PaO_2(mmHg)(FiO_2<50%) / A-aDO_2(FiO_2>50%)	≥500	350~499	200~349		>70 / <200	61~70 / ……	……	55~60 / ……	<55		
6. 动脉血pH / 血清HCO_3^-(mmol/L)(无血气时用)	≥7.7 / ≥52	7.6~7.69 / 41~51.9	…… / 32~40.9	7.5~7.59 / ……	7.33~7.49 / 23~31.9	……	7.25~7.32 / 18~22.9	7.15~7.24 / 15~17.9	<7.15 / <15		
7. 血清Na^+(mmol/L)	≥180	160~179	155~159	150~154	130~149		120~129	111~119	≤110		
8. 血清K^+(mmol/L)	≥7	6~6.9		5.5~5.9	3.5~5.4	3~3.4	2.5~2.9		<2.5		
9. 血清肌酐(mg/dl)	≥3.5	2~3.4	1.5~1.9		0.6~1.4		<0.6				

续表

A. 生理指标	高异常分值 +4	+3	+2	+1	正常 0	+1	低异常分值 +2	+3	+4	实测值	记分
10. 血细胞比容(%)	≥60		50~59.9	46~49.9	30~45.9		20~29.9		<20		
11. WBC(*1000)	≥40		20~39.9	15~19.9	3~14.9		1~2.9		<1		

12. GCS评分　分值

	6分	5分	4分	3分	2分	1分	实测值	记分
①睁眼反应			□自动睁眼	□呼唤睁眼	□刺痛睁眼	□不能睁眼	1分	15减去GCS积分
②语言反应		□回答切题	□回答不切题	□答非所问	□只能发音	□不能言语		
③运动反应	□按吩咐动作	□刺痛能定位	□刺痛能躲避	□刺痛肢体屈曲	□刺痛肢体伸展	□不能活动		

GCS积分=①+②+③项目分值相加

A积分=12项积分相加

B. 年龄(岁)	≤44□0分;　45~54□2分;　55~64□3分;　65~74□5分;　≥5分	B记分
C. 有严重器官系统功能不全或免疫损害	非手术或择期手术术后　□2分 不能手术或急诊手术术后　□5分 无上述情况　□0分	C记分

APACHE II 总积分=A积分+B积分+C积分

（该量表来源于：王曙红. 临床护理评价量表及应用. 长沙：湖南科学技术出版社, 2011: 181-190. ）

2. 适用范围及人群　用于早期描述MODS的发生、发展的过程,适用于感染或非感染因素导致的脏器功能失常或衰竭的评价,现广泛用于评价病情和预测死亡率。尤其是能较好评估心脏术后的风险,评价中毒患者的预后,脓毒血症等。

3. 使用方法及具体量表　单个器官系统的分值可反映出危重患者器官损害的程度,对脏器重点治疗的方向有非常重要的指导意义。SOFA系统纳入了临床上较易发生功能障碍的6个器官系统,分别是:呼吸、循环、肾、肝、神经、凝血系统,每个器官系统由一个指标判定,各指标的不同界值被赋予不同分值,分别为0~4分,共24分,记录方法为每天记录一次最差值。6个入选器官系统、相应的指标及不同损伤程度对应的分值见表3-1-4,比起其他评分系统,SOFA评分更能客观反映心血管疾病患者的实际状况,同时各指标对所评价的器官功能有特异性,能区分单个器官功能障碍或衰竭的程度。

表3-1-4　序贯器官衰竭评分(SOFA)

变量	1分	2分	3分	4分
呼吸系统 (PaO$_2$/FiO$_2$)	<400	<300	<200 呼吸机支持	<100 呼吸机支持
血液系统 (PLT×10^3/mm^3)	<150	<100	<50	<20
肝脏 (胆红素μmol/L)	20~32	33~101	102~204	>204
中枢神经系统 (GCS)	13~14	10~12	6~9	<6
肾脏(肌酐3mol/L 或尿量)	110~170	171~299	300~440 或<500ml/d	>440 或<200ml/d
心血管系统 (低血压)	MAP<70mmHg	多巴胺≤5 或多巴酚丁胺	多巴胺>5或肾上腺素或去甲肾上腺素≤0.1	多巴胺>15或肾上腺素或去甲肾上腺素>0.1

注: 拟肾上腺素药至少持续应用1h[g/(kg·min)]; 每天记录所测得的最差值
[该量表来源于: 赵鹏飞,付小萌,王超,等. 多器官功能障碍综合征诊断标准及评分系统现状 .Journal of Clinical and Experimental Medicine,2013,12(8): 630-636.]

(二)多器官功能不全评分系统(Marshall-MODS)

1. 来源　加拿大学者Marshall在1995年制订的MODS评分,该系统操作简单、实用、可操作性强,易于每日对患者进行评估,是目前国内外应用最广泛的评分系统之一,但是Marshall-MODS评分由于血压调整性心率指标需要通过漂浮导管技术测量中心静脉压,因此其在国内推广在一定程度上受到了限制。

2. 适用范围及人群　MODS患者,尤其是对带有漂浮导管和连续性肾脏替代治疗(CRRT)的急性肾损伤患者预后评价好。

3. 使用方法及具体量表　量表共纳入6个器官系统,每个脏器系统的功能好坏各以一个指标判定,根据脏器功能损伤程度将6个指标分别赋予不同的分值,以便评价脏器损伤严重程度。其中0分代表脏器功能基本正常,而1~4分代表器官功能障碍到衰竭,总分共24分,6个入选器官系统、相应的指标及不同损伤程度对应的分值。得分越高,ICU患者死亡率越高:得分0分无死亡发生;得分9~12分死亡率<25%;得分13~16分死亡率50%;得分17~20分死亡率75%;得分>20分死亡率100%(表3-1-5)。

表3-1-5　Marshall-MODS评分

变量	0分	1分	2分	3分	4分
呼吸(PaO_2/FiO_2)	>300	226~300	151~225	76~150	≤75
心血管 (HR×CVP/MAP)	≤10	10.1~15	15~20	20.1~30	>30
血小板计数 ($×10^3/mm^3$)	>120	81~120	51~80	21~50	≤20
肝(胆红素)mg/dl	≤1.2	1.2~3.5	3.5~7.0	7.0~14	>14
μmol/L	≤20	20~60	61~120	121~240	>240
格拉斯哥评分值	15	13~14	10~12	7~9	≤6
肾(肌酐)mg/dl	≤1.1	1.1~2.3	2.4~4.0	4.1~5.7	>5.7
μmol/L	≤100	101~200	201~350	351~500	>500

[该量表来源于:赵鹏飞,付小萌,王超,等. 多器官功能障碍综合征诊断标准及评分系统现状.Journal of Clinical and Experimental Medicine,2013,12(8): 630-636.]

(三)多器官功能障碍综合征病情严重度评分系统

1. 来源　2004年前我国应用的大多数MODS病情严重度评分系统都是基于发达国家医疗资源和人群条件建立的,并没有符合我国诊断及治疗水平的MODS病情严重度评分系统,北京市科委重大项目“MODS中西医结合诊治/降低病死率的研究”课题组遵循循证医学理论,通过多中心、前瞻性、大样本的临床研究于2004年建立了多器官功能障碍综合征(MODS)病情严重度评分系统(草案),并于2007年进行重新修订。有文献称之为BJ-MODS,王超等证实此评分系统科学可行,能够准确评估MODS患者病情严重程度。

2.适用范围及人群 中国多器官功能衰竭患者。

3.使用方法及具体量表 MODS病情严重度评分由心血管、肺、脑、凝血、肝脏、肾脏和胃肠7个器官和系统组成,每个器官系统也都由一个指标进行评定,7个入选器官系统、相应的指标及不同损伤程度对应的分值。各指标因病情严重程度不同而被制订为0~4分等级分值,0分代表器官功能正常,1~4分代表器官功能障碍且逐渐加重。各脏器指标分值之和为MODS得分,最高分值24分(表3-1-6)。

表3-1-6 BJ-MODS评分

器官、系统	指标	0分	1分	2分	3分	4分
心血管	收缩压(mmHg)	≥90	75~90	65~74	≤64	
肺	PaO₂/FiO₂(mmHg)	≥300	260~300	190~259	90~189	≤89
脑	意识状态	清楚	躁动或淡漠	嗜睡或浅昏迷	深昏迷	
凝血	PLT(×10⁹)	≥100	80~99	60~81	≤60	
肝脏	Tbil(μmol/L)	≤22.2	22.3~34.1	34.2~102.5	102.6~203.4	≥203.5
肾脏	SCr(μmol/L)	≤124	125~177	178~265	266~486	≥487
胃肠	症状/体征	肠鸣音无减弱、便潜血试验阴性、无黑便或呕血	肠鸣音减弱或消失,或便潜血试验阳性	肠鸣音减弱或消失便潜血试验阳性	肠鸣音减弱或消失有黑便或呕血	

[该量表来源于:赵鹏飞,付小萌,王超,等.多器官功能障碍综合征诊断标准及评分系统现状.Journal of Clinical and Experimental Medicine,2013,12(8):630-636.]

四、案例分析

章凌华,乐革芬.4种危重评分系统在老年急性腹膜炎患者预后评估中应用的比较.中华护理杂志,2007,42(11):1004-1006.

章凌华等比较4种危重评分系统APACHEⅡ、SOFA、MPI、MOF在老年急性腹膜炎患者预后评估中的价值,以便更好的对此类患者采取相应的护理措施。共收集2004年12月至2006年11月收治重症监护室的老年急性腹膜炎患者80例,计算入院时4种危重评分系统的评分:APACHEⅡ、SOFA、曼氏腹膜炎指数(Mannheim peritoni-tis index,MPI)、多器官衰竭评分(multiple organ failure,MOF)。统计患者病死率,并观察分段区间的并发症发生率和病死率变化。计算ROC曲线下面积衡量各评分系统的效力。结果评分APACHEⅡ=19、SOFA=8、MPI=30、MOF=7,与患者不良预后明显相关。评分APACHEⅡ≥20、SOFA≥12、MPI≥39的患者全部死亡。而评分APACHEⅡ≤15、SOFA≤7、MPI≤27、MOF≤7,患者预后良好。随着评分分值的升高,并发症发生率和病死率也相应升高,比较差异均有统计学意义($P<0.05$)。4种评分APACHEⅡ、SOFA、MPI、MOF的ROC曲线下面积分别为0.891,0.915,0.850,0.745。结论为4种危重评分系统有利于老年急性腹膜炎患者预后的评估,以APACHEⅡ和SOFA评分为优,对采取合理有效的护理干预措施有指导意义。

第二节 神志评估工具

镇静治疗是指应用药物手段保持危重患者处于最舒适和安静的镇静状态。重症监护病房(intensive care unit,ICU)中的危重患者因气管插管、手术等原因使得机体处于应激状态出现烦躁、焦虑、恐惧、谵妄、抑郁、失眠等不良症状。适当的镇静可以有效缓解患者紧张情绪和降低应急状态下的全身耗氧和机体代谢,使得患者处于"休息"状态,为患者器官功能恢复赢得宝贵的时间。而对于机械通气的患者,适当镇静不但可以提高患者对气管插管的耐受性减少人机对抗的发生,还可以降低呼吸机相关性肺炎等并发症和意外脱管等不良事件的发生。ICU护士可以通过对患者镇静状态的评估协助医生给予患者合理用药,减少患者并发症及意外的发生。2013年美国危重症病医学会镇静、镇痛和谵妄治疗指南推荐:对于躁动的危重症患者,只有充分镇静和治疗可逆原因后才可镇静,每个患者都应该确定一个镇静目标或终点,并规律性评估,系统记录治疗反应。对于成年ICU患者维持轻度镇静可以改善临床预后,如缩短机械通气时间及ICU住院日。以往指南推荐使用的镇静评分量表有SAS、MAAS或VICS。新的指南仅仅推荐使用SAS或RASS,并不推荐Ramsay,仍然不建议使用客观评估指标,包括BIS。本章节主要介绍镇静躁动的主观评估工具包括新旧指南推荐的,以供大家参考。

此外,本节还简单为大家介绍镇静反应程度(level of sedation,LOS)以及临床上比较广泛应用于颅脑损伤、意识状态的格拉斯哥昏迷评分(Glasgow coma scale,GCS)。

一、镇静躁动评分

1. Riker镇静、躁动评分（sedation-agitation scale，SAS） SAS根据患者7项不同的行为对其意识和躁动程度进行评分（2013指南推荐），见表3-2-1。

表3-2-1 Riker镇静、躁动评分（sedation-agitation scale，SAS）

评分	描述
1分	不能唤醒对恶性刺激无或仅有轻微反应，不能交流及服从指令
2分	非常镇静对躯体刺激有反应，不能交流及服从指令，有自主运动
3分	镇静嗜睡，语言刺激或轻轻摇动可唤醒并能服从简单指令，但又迅即入睡
4分	安静合作，容易唤醒，服从指令
5分	躁动焦虑或身体躁动，经言语提示劝阻可安静
6分	非常躁动需要保护性束缚并反复语言提示劝阻，咬气管插管
7分	危险躁动拉拽气管内插管，试图拔除各种导管，翻越床栏，攻击医护人员，在床上辗转挣扎

1~2分，镇静过度 3~5分 适合 6~7分 镇静不足

注：恶性刺激指吸痰或用力按压眼眶、胸骨或甲床5秒

（该量表来源于：杜斌，译. 麻省总医院危重病医学手册. 北京：人民卫生出版社，2009.）

2. Richmond躁动-镇静评分（RASS） 可以将镇静程度视为从无法唤醒到出现反抗的一个连续过程，且对各级的描述更加准确（2013指南推荐），见表3-2-2。

表3-2-2 Richmond躁动-镇静评分（RASS）

评分	定义	描述
+4	攻击行为	明显的攻击或暴力行为，对医务人员构成直接威胁
+3	非常躁动不安	扯动或拔除各种引流管或导管，或表现出对医务人员攻击的行为
+2	躁动不安	频繁出现无目的动作，或人机不同步
+1	烦躁不安	焦虑或担忧，但动作不强烈或无攻击性
0	清醒且平静	
−1	嗜睡	不完全清醒，但对声音刺激能够维持大于10秒的清醒，并有视觉接触
−2	轻度镇静	对声音刺激能够有短时间的清醒小于10秒，且有视觉接触
−3	中度镇静	对声音刺激有运动反应（非视觉接触）
−4	深度镇静	对声音刺激无反应，但对身体刺激有运动反应

评分	定义	描述
−5	不能唤醒	对语言或身体刺激无任何反应

操作步骤:

1 观察患者: 患者是否清醒且平静(0分)? 患者是否存在烦躁或躁动(应用上表最后一列的诊断标准—— +1~+4分)?

2 若患者没有清醒,大声呼唤患者姓名,并指示患者睁眼注视说话者。必要时重复一次,可以提示患者继续注视说话者

患者睁眼并有视觉接触,维持大于10秒(−1分)

患者睁眼并有视觉接触,但不能维持10秒(−2分)

患者有除了视觉接触以外的任何动作(−3分)

3 若患者对声音无反应,进行身体刺激,如摇动其肩部,若仍无反应可压迫并摩擦胸骨

患者对身体刺激有任何反应(−4分)

患者对声音或身体刺激无任何反应(−5)

(该量表来源于: 杜斌,译. 麻省总医院危重病医学手册. 北京: 人民卫生出版社,2009.)

3.肌肉活动评分法(motor activity as-se: ssment scale, MAAS) 自SAS演化而来,通过7项指标来描述患者对刺激的行为反应,对危重病患者也有很好的可靠性和安全性,2~4分为治疗目标,见表3-2-3。

表3-2-3　肌肉运动评分法(MASS)

分值	描述	定义
0分	无反应	恶性刺激时无运动
1分	仅对恶性刺激有反应	可睁眼,抬眉,向刺激方向转头,恶性刺激时有肢体运动
2分	触摸、叫姓名有反应	可睁眼,抬眉,向刺激方向转头,触摸或大声叫名字时有肢体运动
3分	安静、配合	无外界刺激就有活动,有目的地整理床单或衣服,能服从指令
4分	烦躁但能配合	无外界刺激就有活动,摆弄床单或插管,不能盖好被子,能服从指令
5分	躁动	无外界刺激就有活动,试图坐起或将肢体伸出床沿。不能始终服从指令(如能按要求躺下,但很快又坐起来或将肢体伸出床沿)
6分	危险躁动	无外界刺激就有活动,不配合,拉扯气管插管及各种导管,在床上翻来覆去,攻击医务人员,试图翻越床栏,不能按要求安静下来

特点: 适用于术后患者,简单易记录。

(该量表来源于: 王丽华、李庆印.ICU专科护士资格认证培训教程. 北京: 人民军医出版社,2008.)

4. Ramsay评分　临床上应用比较广的镇静评分标准,分为6级,分别反映了三个层次的清醒状态和三个层次的睡眠状态。但该评分的各个级别之间并不相互排斥,缺乏特征的指标来区分不同镇静水平,这使得在临床上应用存在一定困难,且最新指南已经不推荐在ICU使用此量表,具体见表3-2-4。

表3-2-4　Ramsay评分

分值	描述
1分	患者焦虑、躁动不安
2分	患者配合,有定向力、安静
3分	患者对指令有反应
4分	嗜睡,对轻叩眉间或大声听觉刺激反应敏捷
5分	嗜睡,对轻叩眉间或大声听觉刺激反应迟钝
6分	嗜睡,无任何反应

2~4分镇静满意; 5~6分镇静过度

(该量表来源于: 王丽华,李庆印. ICU专科护士资格认证培训教程. 北京: 人民军医出版社,2008.)

二、镇静反应程度

1. 来源　阿片类药物引发的镇静反应是指患者在接受阿片药物镇痛期间,其意识清醒程度持续发生改变的过程,引发的呼吸抑制不仅指呼吸频率的减慢,还包括呼吸幅度的变浅及不规则。在阿片药物镇痛疗法中,镇静反应程度(level of sedation, LOS)的逐渐加深是患者发生呼吸抑制的早期敏感指标。为了早期监测呼吸抑制,在美国、澳大利亚等国家及欧洲地区对术后患者自控镇痛疗法(patient controlled analgesia, PCA)规律持续地进行LOS评估,是常规且普及的一项护理实践活动。美国疼痛护理学会、药物安全处方协会等机构都建议,持续规律地评估镇静反应程度是预防患者发生过度镇静和呼吸抑制的关键因素。美国麻醉医师学会也建议对接受阿片类药物的患者进行意识水平监测。

但在国内文献检索中很少对LOS有相关报道,童莺歌等对翻译的澳大利亚维多利亚州质量委员会推荐的LOS评估法进行信效度测定,测得内容效度系数CVI为0.94; 标准效度相关系数为0.44; Cronbach'α系数为0.95。中文版的LOS有很好的信效度。现将LOS评估方法介绍给大家。

2. 适用范围及人群　使用阿片类药物PCA的患者,不适于气管插管及危重症患者。

3. 使用方法及具体量表

（1）PCA疗法24小时内Q2h，24小时后Q4h。

（2）治疗方案更改（如增加阿片药物或镇静安眠药物）后增加评估频率，非消化道给药后30分钟，口服给药1小时再次评估LOS。如果评估结果正常，恢复常规评估。对于LOS1级、1s级、2级、3级的患者，需要同时评估呼吸状态，包括呼吸频率、幅度、呼吸是否规则以及是否打鼾。

（3）LOS0级、1级、1s级为正常状态，不需处理；LOS2需要通知麻醉科，根据患者情况停止应用或降低阿片类药物用量。若有其他同时应用的镇静安眠药物应该遵医嘱停用或减少此类药。给氧，同时监测氧饱和，加强对患者意识、呼吸状况的监测。必要时备好纳洛酮待用。若进展到了LOS3，应在LOS2处理基础上开放气道紧急抢救（表3-2-5）。

表3-2-5　LOS评估法分级标准

LOS分级	临床表现
0级	清醒，反应敏捷
1级	有些昏昏欲睡，但容易唤醒
1S	正常入睡状态
2级	频繁发生的昏昏欲睡，容易唤醒，但不能持续处于觉醒状态
3级	难以唤醒，不能处于觉醒状态

［该量表来源于：童莺歌，叶志弘，田素明，等.镇静反应程度评估法在患者自控镇痛疗法呼吸抑制监测中的应用.中华护理杂志，2010,45(11)：969-971.］

三、格拉斯哥昏迷评分

1. 来源　格拉斯哥昏迷评分（Glasgow coma scale，GCS）是英国格拉斯哥大学的两位神经外科教授Graham Teasdale与Bryan J. Jennett在1974年发明的。开始GCS只用来评定脑外伤的患者，随后被广泛应用于神经系统损伤和意识障碍状态的评定，1975年，由Jennett及Bond提出对严重脑外伤患者预后的评分机制，即格拉斯哥预后评分（Glasgow outcome scale，GOS）。GCS与GOS经常联合应用于临床神经内外科，也是在监护室经常用于评估患者由于各种原因引起的昏迷，可直观地表达患者意识状态的评估工具。

2. 适用范围及人群　一般用于颅脑损伤、中枢神经系统损伤、脑血管意外、意识障碍等。目的：评估清醒程度，监测清醒情况的转变，判断病情的严重程度、病情的恶化以及治疗方案，均有重要的参考价值。

3. 使用方法及具体量表

（1）步骤：评估前准备：了解患者的诊断，意识状态、肌力等情况。

1）睁眼反应（eye opening，E）

1分——对于刺激无反应

2分——有刺激或痛楚会睁眼：先轻拍或晃患者，无反应后给予强刺激如用笔尖刺激患者手指外侧，并在10秒内增加刺激到最大，强刺激睁眼评2分，若仅皱眉、闭眼、痛苦表情，不能评2分

3分——呼唤会睁眼：正常音量呼叫患者，或高音量呼叫，不接触患者

4分——自然睁眼：靠近患者时，患者自主睁眼

C分：如因各种原因眼睛不能睁开时，应以"C"（closed）表示。

2）语言反应（verbal response，V）

1分——无任何反应

2分——言语难辨：只是发音无法辨别所说内容

3分——言语错乱：回答与所问不相关，有可能反复重复

4分——应答错误：回答与所问相关，只是错误

5分——定向力正常：时间、地点、人物定向力都完好

T分——因气管插管或切开而无法正常发音，以"T"（tube）表示。

D分——平素有语言障碍史，以"D"（dysphasic）表示。

3）肢体运动反应（motor response，M）

1分——无任何反应

2分——对疼痛刺激有反应：肢体会伸直呈"去脑强直"姿势

3分——对疼痛刺激有反应：肢体会弯曲呈"去皮质强直"姿势

4分——对疼痛刺激有反应：肢体对疼痛刺激有反应，肢体会回缩

5分——给予按压眼眶（眼上神经）的疼痛刺激时患者是否能够通过移动肢体尝试去除刺激。

6分——按着指令完成2次不同的动作

（2）GCS评分记录及标准

GCS评分=睁眼反应分值+语言反应分值+运动反应分值

表述方式：记录总分15分；分项记录E 4V5M6

GCS评分标准：正常=15分、昏迷<7分、脑死亡<3；13~14分轻度昏迷；9~12分中度昏迷；<8分重度昏迷。最高分15分，预后最好；最低分3分，预后最差，计分越高，说明意识状态越趋于正常，见表3-2-6。

格拉斯哥预后评分（GOS）分值越高，预后越好。运动评分左右侧可能不同，用较高分数一侧进行评分，见表3-2-7。

（3）使用注意事项：①骨折患者的运动反应可以嘱其伸舌头。②气管插管患者言语时可嘱其睁眼、闭眼。③疼痛刺激方法可按压眶上神经、捏耳垂、捏肩部肌肉、用拳头刺激胸骨等。也有人认为应避免按压眶上神经以免出现

闭眼反应。④言语评分在短时间内可以忽略不计,这不仅解决失语症或气管插管患者言语评分或假定计分问题,且避免因言语评分降低GCS可靠性的问题。⑤止痉药和肌肉松弛剂可以影响GCS的结果,避免用药时评估患者。⑥排除低氧血症和二氧化碳潴留的影响。

表3-2-6　格拉斯哥昏迷评分(GCS)

睁眼反应	评分	语言反应	评分	运动反应	评分
自动睁眼	4	回答切题	5	按吩咐动作	6
呼唤睁眼	3	回答不切题	4	刺痛可以定位	5
刺激睁眼	2	答非所问	3	肢体回缩	4
不睁眼	1	只能发音	2	肢体屈曲	3
		不能言语	1	肢体过伸	2
				不能运动	1

表3-2-7　格拉斯哥预后评分(GOS)

	描述	评分
死亡		1
植物状态	无意识,有心跳呼吸,偶有睁眼、吸吮、哈欠等局部运动反应	2
严重残疾	有意识,但认知、言语和躯体运动有严重残疾,24小时均需他人照顾	3
中度残疾	有认知、行为、性格障碍;有轻度偏瘫、共济失调、言语困难等残疾,在日常生活、家庭与社会活动中尚能勉强独立	4
恢复良好	能重新进入正常社交生活,并恢复工作,但可有各种轻后遗症	5

(该量表来源于:王曙红.临床护理评估量表及应用.长沙:湖南科学技术出版社,2001.)

四、案例分析

老年女性,70岁,1日前在家洗衣服时突然觉得头晕,视物模糊,走路不稳,家人发现时患者已经言语错乱,吞咽困难,流涎,立即送往医院途中又出现呕吐,且呼之不应。查体:患者昏迷,疼痛可刺激睁眼,瞳孔2mm,对光反射存在,四肢无自主活动,刺激有躲避动作,头颅CT显示脑干梗死,立即收入ICU。

GCS得分=E2V1M4=7分

第三节　术后认知功能障碍评估工具

术后认知功能障碍（postoperative cognitive dysfunction，POCD）是患者手术后出现的一种中枢神经系统的并发症，主要表现为手术麻醉后患者出现记忆力、抽象思维、定向力障碍，同时可伴有社会活动能力的减退，即人格、社交能力及认知能力和技巧的改变，是老年人术后常见的并发症，持续数天至数年。术后认知功能障碍是精神系统发生轻度改变的一种临床表现，目前WHO尚没有将此临床现象归为一种独立疾病，因此无准确的疾病命名。按照北美精神障碍诊断和统计手册（DSM-IV-R）对认知障碍的分类，POCD属于轻度认知功能障碍，患者日常生活活动如穿衣、洗漱等和日常操作性活动如操持家务，使用电话等仍能保持正常水平。POCD是多种因素综合作用的结果，在神经系统老化的基础上，由手术麻醉等外界因素诱发或加重的退行性改变。目前认为老龄和心脏手术是POCD的重要影响因素，使用抗胆碱能药物和酗酒患者更易出现POCD。

POCD可导致患者病死率增加、康复延迟、住院天数延长和医疗费用增加等。随着对麻醉及手术后认知功能障碍认识的提高，术后认知功能障碍逐渐引起重视。文献报道，1218例非心脏手术的老龄患者中，7天POCD的发生率为25.8%，术后3个月POCD发生率约为9.9%，而心脏手术后POCD总发生率可达53%。

术后认知功能障碍与术后谵妄有所不同。术后认知功能障碍的临床主要表现为外科手术后两周以后发生的记忆力减退、工作能力下降、对外界事物反应以及处理能力下降，同时出现定向力和时间辨认的错误。而术后谵妄的特点是一过性和波动性的意识障碍，多发生于术后早期。两者通常容易混淆。在临床工作中，对POCD的诊断可通过排除法，即患者手术两周以后出现术后认知能力的改变，同时通过心理测试工具测试后确定确实存在认知能力的下降，同时又排除患者存在上述其他疾病后方可诊断为术后认知功能障碍。

对于发生POCD患者，在治疗上目前缺少简单而有效的治疗方法，预防是重中之重。如果可以使用评估工具快速识别患者的POCD潜在风险，实施保护策略帮助优化围术期POCD发生，改善患者的生存质量显得尤为重要。目前临床上对认知功能方面的精神心理学测试工具较多，但是认知不是一个一维的过程，它牵涉到方方面面的共同作用，因此，衡量认知功能需要从多个维度，用一系列测试来完成。但临床上尽管对于认知功能的测试方法较多，但还没有专门针对术后认知功能障碍的评估工具。由于缺乏公认的评估工具，对POCD的病理机制又不明了，很多学者采用多种量表联合使用的方法来增加灵敏性。但数量上并不是越多越好，选择的量表越多，耗时就越长，这样就会造成测试疲劳,患者术后随访的流失率也会增加。另外,POCD 的假阴性也可能出现。因此,选择量表要权衡各方面因素综合考虑。Collie等认为POCD评估工具的选择应该是评估过程短、具有可重复性、不限于认知功能的某一方面、无封顶效应和最低效应以及非专业人员也可完成评估。目前,临床常间接用来评估POCD的工具主要有以下几类:有简易智能状态检查量表(MMSE)、蒙特利尔认知评估量表(MoCA),韦氏记忆量表(MIS)等。

一、简易智力状态检查量表

1. 简易精神状态量表来源　简易精神状态量表(mini-mental state examination,MMSE)由Feldstein于1975年编制,是最具影响的认知缺损筛选工具之一,被选入诊断用检查提纲(DIS),用于美国ECA的精神疾病流行病学调查以及WHO推荐的复合国际诊断用检查(CIDI)。国内有李格和张明园两种中文修订版本。MMSE信度良好,联合检查ICC为0.99,相隔48~72小时的重测法,ICC为0.91。它和WAIS的平行效度也良好。

2. MMSE适用条件及范围　MMSE 是筛查认知功能缺损的有效工具,临床常用来作为POCD的初筛量表。该量表灵敏性较好、操作简单,对评定员的要求不高,只要经合适训练便可操作,适合用于社区和基层,是目前使用较为普遍的一种量表,在近21%的研究中都有使用。整个量表测试共耗时5~10分钟。临床多用于65岁以上疑有认知缺损老年人(包括正常人及各类精神患者)的智力状态及认知缺损程度的检查及诊断。但是,MMSE在实际应用时有几个缺点:①本身具有封顶效应,对于轻度 POCD者不灵敏。②受教育程度的影响较大,教育程度高者可能会出现假阴性。③由于测试题目中语言项目较多,操方言者可能会出现假阳性。④语言项目占绝大部分,非语言部分项目较少。⑤不能用于痴呆的鉴别诊断,作为认知功能减退的随访工具亦不够敏感。此外,该量表虽简便易行,但筛检标准尚不统一,常用的标准有受教育程度法、Z 计分法和1个标准差法(1SD)。不同的评判标准可能会导致临床POCD筛检率不一致,使用哪种方法的结果更合理,目前尚无定论。方开云等曾对三种评判标准对非心脏手术患者认知功能障碍的评估进行了对比,认为不同的评判标准可使同一组病例POCD的发生率显著不同,其中Z计分法更具合理性,可以较大程度地避免POCD的漏诊。

3. MMSE使用方法及具体量表　MMSE量表从定向力、记忆力、注意力和计算力、回忆能力、语言能力五个方面进行评估,包括时间与地点定向、语言(复述、命名、理解指令)、计算、即时记忆与延迟记忆、结构模仿等项目,共30项题目,每项回答正确得1分,回答错误或答不知道评0分,量表总分范围为0~30分(表3-3-1)。评判标准有以下三种:

（1）受教育程度法（受教法）：根据受教育水平，文盲（未受教育）＜17分，小学（受教育≤6年）＜20分，中学及以上（受教育≥6年）＜24分，即认为该患者出现认知功能障碍。

（2）Z计分法（Z分法）：采用MMSE得分评价认知功能。患者测试术前，术后得分的变化值（术后减术前，下同）减去对照组变化值的均数，然后除以对照组变化值的标准差，即该患者测试的Z分。若绝对值Z分大于或等于1.96，可认为该患者出现认知功能障碍。Z计分的计算公式：$Z=(X-XC)/SDXC$。X表示术后与术前的变化值；XC表示对照组变化值的均数；SDXC表示对照组变化值的标准差。

（3）1SD法：每个患者术后测试得分与术前比较，若降分值大于一个标准差（术前所有患者的标准差）则认为该患者出现认知功能障碍。

表3-3-1 简易智能精神状态检查量表（MMSE）

序号	评价项目	
	正确	错误
1. 现在我要问你一些问题来检查您的记忆力与计算能力		
（1）今年是二零零几年？	1	0
（2）现在是什么季节？	1	0
（3）现在是几月份？	1	0
（4）今天是几号？	1	0
（5）今天星期几？	1	0
（6）这是什么城市？	1	0
（7）这是什么区？	1	0
（8）这是什么街道？	1	0
（9）这是第几层楼？	1	0
（10）这是什么地方？	1	0
2. 现在我告诉你三种东西的名称，我说完后请重复一遍。请记住这三种东西，过一会儿我还要问您（请仔细说清楚，每样东西一秒钟）。（告诉）这3种东西是：树、钟、汽车，请重复		
树	1	0
钟	1	0
汽车	1	0
3. 请您算一算，从100减去7是多少？然后从所得的数算下去，每次都减7，并把每减一个7的答案告诉我，直到我说停为止		

续表

序号	评价项目	
	正确	错误
100−7=93	1	0
93−7=86	1	0
86−7=79	1	0
79−7=72	1	0
72−7=65	1	0
4. 现在请您说出刚才我让你记住的那3种东西		
树	1	0
钟	1	0
汽车	1	0
5.（检查者出示自己的手表）		
请问这是什么？	1	0
（检查者出示自己的铅笔）		
请问这是什么？	1	0
6. 请您跟我说"四十四只狮子"	1	0
7.（检查者给受试者发一张卡片,上面写着: 请闭上您的眼睛）		
请念一念这句话,并按上面的意思去做	1	0
8. 我给您一张纸,请按我说的去做,现在开始		
用右手拿着这张纸	1	0
用两只手把它对折起来	1	0
放在您的左腿上	1	0
9. 请您写一个完整的句子（要包含主语、谓语、有意义）	1	0
10. 请照着这个样子把它画下来（抖动或者画的方向扭转可不计较）	1	0

二、蒙特利尔认知评估量表

(一)蒙特利尔认知评估量表来源

蒙特利尔认知评估量表(Montreal cognitive assessment, MoCA)是由加拿大Charles LeMoyne 医院神经科临床研究中心Nasreddine教授等所设计的针对轻度认知功能障碍的快速筛查工具。最初仅有英语、法语两个版本,目前已被翻译成20余种语言,在全球多个国家广泛使用,在其专业网站(www.mocotest.org)上,已可下载到29种不同版本。目前中国已有五种不同版本: 北京版、香港版、香港广东(粤语)版、台湾版、长沙版。蒙特利尔认知评估(北京版)是由解恒革等于2006年8月份翻译,本节主要介绍该版本。

(二)MoCA的适用范围及人群

根据MoCA原始作者的研究,MocA筛查轻度认知障碍的敏感性为90%,特异性为87%,优于MMSE。整个MoCA评估过程大约需要10分钟,是一个简单、独立的具有较高灵敏性的认知筛查工具,另有研究者认为,MoCA量表作为筛查工具更具有心理测验的性质,且更简单、耗时少。可见,与MMSE相比,MoCA更加强调对执行功能和注意力方面的认知功能评估,这可能使其检出执行功能和注意力损害较突出的 POCD 相关疾病的灵敏性更高。但是MoCA评估量表从多个方面进行评估,比MMSE更为复杂,要求评估者受过专业培训,且我国各地区文化水平不一,理解能力差或者文化水平低者不能很好理解量表内容,易出现假阳性现象,对于ICU的护士来说,使用此量表进行POCD的评估还要进行专业的培训才行。

(三)MoCA具体使用方法及量表主要内容

MoCA主要包括视空间执行能力、命名、记忆、注意、语言流畅、抽象思维、延迟记忆、定向力等多个方面的认知评估,由12道题组成,共30个单项,每项回答正确者得1分,回答错误或答不知道者评0分。量表总分范围为0~30分,≥26分为认知正常,若受教育年限≤12年,则分界值为25分。详见表3-3-2。该量表的使用与评分指导手册详细描述了该量表的评分标准。

1. 交替连线测验

指导语:"我们有时会用'123……'或者汉语的'甲乙丙……'来表示顺序。请您按照从数字到汉字并逐渐升高的顺序画一条连线。从这里开始[指向数字(1)],从1连向甲,再连向2,并一直连下去,到这里结束[指向汉字(戊)]。"

评分: 当患者完全按照"1-甲-2-乙-3-丙-4-丁-5-戊"的顺序进行连线且没有任何交叉线时给1分。当患者出现任何错误而没有立刻自我纠正时,给0分。

2. 视空间技能(立方体)

指导语(检查者指着立方体):"请您照着这幅图在下面的空白处再画一遍,并尽可能精确"。

评分:完全符合下列标准时,给1分:图形为三维结构,所有的线都存在,无多余的线,相对的边基本平行,长度基本一致(长方体或棱柱体也算正确)。

上述标准中,只要违反其中任何一条,即为0分。

3. 视空间技能(钟表)

指导语:"请您在此处画一个钟表,填上所有的数字并指示出11点10分"。

评分:符合下列三个标准时,分别给1分:

轮廓(1分):表面必须是个圆,允许有轻微的缺陷(如,圆没有闭合)。

数字(1分):所有的数字必须完整且无多余的数字;数字顺序必须正确且在所属的象限内;可以是罗马数字;数字可以放在圆圈之外。

指针(1分):必须有两个指针且一起指向正确的时间;时针必须明显短于分针;指针的中心交点必须在表内且接近于钟表的中心。

上述各项目的标准中,如果违反其中任何一条,则该项目不给分。

4. 命名

指导语:自左向右指着图片问患者:"请您告诉我这个动物的名字"。

评分:每答对一个给1分。正确回答是:①狮子;②犀牛;③骆驼或单峰骆驼。

5. 记忆

指导语:检查者以每秒钟1个词的速度读出5个词,并向患者说明:"这是一个记忆力测验。在下面的时间里我会给您读几个词,您要注意听,一定要记住。当我读完后,把您记住的词告诉我。回答时想到哪个就说哪个,不必按照我读的顺序"。把患者回答正确的词在第一试的空栏中标出。当患者回答出所有的词,或者再也回忆不起来时,把这5个词再读一遍,并向患者说明:"我把这些词再读一遍,努力去记并把您记住的词告诉我,包括您在第一次已经说过的词"。把患者回答正确的词在第二试的空栏中标出。

第二试结束后,告诉患者一会儿还要让他回忆这些词:"在检查结束后,我会让您把这些词再回忆一次"。

评分:这两次回忆不记分。

6. 注意

数字顺背广度:指导语:"下面我说一些数字,您仔细听,当我说完时您就跟着照样背出来"。按照每秒钟1个数字的速度读出这5个数字。

数字倒背广度:指导语:"下面我再说一些数字,您仔细听,但是当我说完时您必须按照原数倒着背出来"。按照每秒钟1个数字的速度读出这5个数字。

评分:复述准确,每一个数列分别给1分(注:倒背的正确回答是2-4-7)。

警觉性: 指导语: 检查者以每秒钟1个的速度读出数字串,并向患者说明: "现在我朗读一组字母,每当我读到A时请用手敲打一下。其他的字母不要敲打"。测试员以1个/秒的速度朗读字母序列。

评分: 如果完全正确或只有一次错误则给1分,否则不给分(错误是指当读A的时候漏敲,或读其他字母时误敲)。

连续减7: 指导语: "现在请您做一道计算题,从100中减去一个7,而后从得数中再减去一个7,一直往下减,直到我让您停下为止"。如果需要,可以再向患者讲一遍。

评分: 本条目总分3分。全部错误记0分,一个正确给1分,2~3个正确给2分,4~5个正确给3分。从100开始计算正确的减数,每一个减数都单独评定,也就是说,如果患者减错了一次,而从这一个减数开始后续的减7都正确,则后续的正确减数要给分。例如,如果患者的回答是93-85-78-71-64,85是错误的,而其他的结果都正确,因此给3分。

7. 句子复述

指导语: "现在我要对您说一句话,我说完后请您把我说的话尽可能原原本本地重复出来(暂停一会儿): 我只知道今天张亮是来帮过忙的人"。患者回答完毕后,"现在我再说另一句话,我说完后请您也把它尽可能原原本本的重复出来(暂停一会儿): 狗在房间的时候,猫总是躲在沙发下面"。

评分: 复述正确,每句话分别给1分。复述必须准确。注意复述时出现的省略(如,省略了"只","总是")以及替换/增加(如"我只知道今天张亮……"说成"我只知道张亮今天……"; 或"房间"说成"房子"等)。

8. 词语流畅性

指导语: "请您尽量多地说出以'发'字开头的词语或俗语,如'发财'。时间是1分钟,您说得越多越好,越快越好,尽量不要重复。"

评分: 在1分钟内说出11个或者更多的词语则记1分。同时在空白处记下患者的回答内容。

9. 抽象　让患者解释每一对词语在什么方面相类似,或者说他们有什么共性。指导语从例词开始。

指导语: "请您说说橘子和香蕉在什么方面相类似?"如果患者回答的是一种具体特征(如,都有皮,或都能吃等),那么只能再提示一次: "请再换一种说法,他们在什么方面相类似?"如果患者仍未给出准确回答(水果),则说: "您说的没错,也可以说他们都是水果。"但不要给出其他任何解释或说明。

在练习结束后,说: "您再说说火车和自行车在什么方面相类似?"当患者回答完毕后,再进行下一组词: "您再说说手表和尺子在什么方面相类似?"不要给出其他任何说明或启发。

评分：只对后两组词的回答进行评分。回答正确,每组词分别给1分。只有下列的回答被视为正确：

火车和自行车：运输工具；交通工具；旅行用的。

手表和尺子：测量仪器；测量用的。

下列回答不能给分：

火车和自行车：都有轮子。

手表和尺子：都有数字。

10. 延迟回忆

指导语："刚才我给您读了几个词让您记住,请您再尽量回忆一下,告诉我这些词都有什么？" 对未经提示而回忆正确的词,在下面的空栏中打钩(√)作标记。

评分：在未经提示下自由回忆正确的词,每词给1分。可选项目：

在延迟自由回忆之后,对于未能回忆起来的词,通过语义分类线索鼓励患者尽可能地回忆。经分类提示或多选提示回忆正确者,在相应的空栏中打钩(√)作标记。先进行分类提示,如果仍不能回忆起来,再进行多选提示。例如："下列词语中哪一个是刚才记过的：鼻子,面孔,手掌？"

各词的分类提示和(或)多选提示如下：

分类提示		多选提示
面孔：	身体的一部分	鼻子、面孔、手掌
天鹅绒：	一种纺织品	棉布、的确良、天鹅绒
教堂：	一座建筑	教堂、学校、医院
菊花：	一种花	玫瑰、菊花、牡丹
红色：	一种颜色	红色、蓝色、绿色

评分：线索回忆不记分。线索回忆只用于临床目的,为检查者分析患者的记忆障碍类型提供进一步的信息。对于提取障碍导致的记忆缺陷,线索可提高回忆成绩；如果是编码障碍,则线索无助于提高回忆成绩。

11. 定向

指导语："告诉我今天是什么日期"。如果患者回答不完整,则可以分别提示患者："告诉我现在是(哪年,哪月,今天确切日期,星期几)"。然后再问："告诉我这是什么地方,它在哪个城市？"

评分：每正确回答一项给1分。患者必须回答精确的日期和地点(医院、诊所、办公室的名称)。日期上多一天或少一天都算错误,不给分。

总分：把右侧栏目中各项得分相加即为总分,满分30分。量表设计者的英文原版应用结果表明,如果受教育年限≤12年则加1分,最高分为30分。≥26分属于正常。

表3-3-2　蒙特利尔认知评估量表（北京版）（来源: www.mocotest.org）

蒙特利尔认知评估量表（MOCA）

姓名：_____
教育年限：_____
性别：_____

年龄：_____
日期：_____

视空间/执行功能		画钟（11点10分）（3分）	得分
[ ]　　　　　　　[ ]　复制立方体 [ ]		[ ]　　[ ]　　[ ] 轮廓　数字　指针	___/5
命名	[ ]　　　　[ ]　　　　[ ]		___/3

记忆	阅读名词清单，必须重复阅读。读2次，在5分钟后回忆一次		脸面	天鹅绒	教堂	雏菊	红色	没有分数
		第1次						
		第2次						

注意力	现在我阅读一组数字（1个/秒）	顺背　[ ] 21854 倒背　[ ]　742	___/2

现在我阅读一组字母，每当读到A时请用手敲打一下。错2个或更多得0分。 [ ] FBACMNAAJKLBAFAKDEAAAJAMOFAAB	___/1

现在请您从100减去7，然后从所得 [ ]93 [ ]86 [ ]79 [ ]72 [ ]65的数目再减去7，共计算五次。连减: 4或5个正确得3分，2或3个正确得2分，1个正确得1分，0个正确得0分。	___/3

语言	现在我说一句话，请清楚地重复一遍，这句话是: "我只知道今天李明是帮过忙的人"。[ ] "当狗在房间里的时候，猫总是藏在沙发下。"[ ]	___/2

流畅性/固定开头词语 "请您尽量多地说出以"发"字开头的词语或俗语，如"发财"，我给您1分钟时间，您说得越多越好，越快越好，尽量不要重复。"	[ ] （N≥11个词）	___/1

抽象能力	请说出它们的相似性。例如: 香蕉—桔子[ ] 火车—自行车[ ] 手表—尺[ ]	___/2

选项	没有提示	面孔 [ ]	天鹅绒 [ ]	教堂 [ ]	雏菊 [ ]	红色 [ ]	只在没有提示的情况下给分	___/5
	类别提示							
	多选提示							

定向力	[ ]星期　　[ ]月份　　[ ]年　　[ ]日　　[ ]地方　　[ ]城市	___/6

正常≥26/30	总分　　　　___/30
	教育年限≤12年加1分

三、其他术后认知功能障碍评估量表

其他可以用来评估患者是否存在术后认知功能障碍的量表包括韦氏记忆量表（Wechsler Intelligence Scale，WIS）、世界卫生组织老年认知功能评价成套神经心理测验（WHO-BcAI）、Halstead-Reitan神经心理学成套测验、韦氏成人智力量表等。然而，这些成套心理测验不仅难以获得及掌握，需要专门学习及购买，而且非常耗时，实用性不强，无法在临床上普及使用，仅在个别科学研究中使用。如WIS量表是由美国心理学家韦克斯勒所编制，主要评估与言语发展和空间知觉有关的智力。包括言语量表和操作量表。言语量表包括6个部分，即常识、类同、词汇、算术、理解和数字广度测验；操作量表包括图画填充、图片排列、木块图、图形拼凑以及迷津测验等。WIS可以检测逻辑记忆、字词配对记忆、视觉复制等，每项均包括即刻记忆和延迟记忆，能比较准确而全面地评估记忆力，其信度和效度较高，适用的范围从幼儿至成年，是一套比较完整的智力量表。该评估量表评分标准难掌握、积分较麻烦，实施时间较长，护士在临床上应用相对困难。

四、小结

认知不是一个一维的过程，它牵涉到方方面面的共同作用，因此，衡量认知功能需要从多个维度，用一系列测试来完成。但是目前还没有专门用于POCD神经精神功能测试的统一标准，在可获得的各种量表中，其可靠性、敏感性、特异性以及可操作性各不相同。如简易智能量表（MMSE）是目前国际上使用最为普遍的认知功能障碍筛查工具之一，其具有简捷、便利的特点，但缺乏一定敏感性，且特异性较低。蒙特利尔认知评估量表（MoCA）是在MMSE的认知项目设置和评分标准基础上改良制订，具有较好的敏感性、特异性。韦氏记忆量表（WIS）的信度和效度较高，但该评估量表评分标准难掌握、积分较麻烦，实施时间较长，临床护士应用相对困难。由于对POCD的研究尚无统一的评估工具，临床护士应根据患者病情权衡各方面因素综合考虑，选择简单、易行，且信度和效度良好的评估工具，对于术后又长期在ICU住院的患者来说，将来有必要研究一种适合专门评估POCD的量表，从而有效实施预防措施。

五、案例应用

案例：尚杰等人调查某医院709例年龄≥18岁的成年患者术后认知功能障碍，采用简易精神状态量表（MMSE）进行术前、术后1天及术后3天3次测试，所得结果分别采用受教育程度法、Z计分法和1个标准差法对术后认知功能进行评定。结果术后认知功能障碍依据受教育程度法、Z计分法、1个标准差法评定

检出率在术后1天分别为31.3%、58.9%、40.2%；在术后3天分别为5.9%、21.4%和8.1%。

分析：该研究说明MMSE法评估患者术后认知功能障碍时，会受到三种不同诊断方法的影响。

第四节 谵妄评估工具

谵妄是一组表现为急性、可逆性、广泛性的认知障碍综合征，尤以意识障碍为主要特征；常由脑部弥漫、短暂的中毒、感染或代谢紊乱等因素引起。文献报道，ICU谵妄的发生率为4.7%~85.5%，以老年和机械通气患者的发生率最高。内、外科患者谵妄的发生率为5%~15%，综合性医院老年住院患者谵妄的发生率为38.5%~60%。ICU是危重症患者集中的地方，谵妄的发生率高，常习惯称之为ICU谵妄。ICU谵妄的危险因素可能与高龄、感染、呼吸系统疾病、尿素氮升高、低钠血症、高胆红素血症和使用镇静剂、代谢异常或障碍，预先存在的老年痴呆，入院时疾病的严重程度，酗酒史以及药物作用和酒精戒断作用、缺氧等有关。ICU患者发生谵妄后，并发症的发生率大大增加，最终可导致住院时间延长，死亡的危险性增加，医疗费用增加，患者的生活质量降低，家属的照顾者负担加重，同时，谵妄与转出ICU后的认知功能障碍有关。如果能够早期发现并且进行早期治疗，可以有效缩短谵妄持续时间、降低其严重性和负面影响，而早期发现的关键在于对患者进行反复评估。谵妄的评估方法有很多，根据2013年IPAD（ICU疼痛、躁动、谵妄处理）指南推荐，ICU的医生和护士要日常评估患者是否存在谵妄，并列出推荐护士使用的评估量表，包括意识紊乱评估方法（the confusion assessment method for the ICU，CAM-ICU）和重症监护谵妄筛查检查表（the intensive care delirium screening checklist，ICDSC）。

一、精神疾病诊断与统计手册

美国精神病学会（APA）从1952年起制订《诊断与统计手册：精神障碍》（Diagnostic and Statistical Manual of Mental Disorders），后来称之为DSM-I。1968年制订了第2版，DSM-Ⅱ。从1974年着手制订1980年正式出版的DSM-Ⅲ，有一整套应用于临床工作的诊断标准。1987年APA又修订出版了DSM-Ⅲ-R。随着精神医学的发展，SM-Ⅲ-R很快又不能适应需要，所以从1987年起就开始着手DSM-Ⅳ的制订。DSM-Ⅳ是现在精神科通用的国际诊断标准。

DSM-Ⅳ在诊断谵妄时需要满足以下4个条件：①意识障碍（即对环境认识的清晰度降低），伴有注意力不集中或变换目标能力的减低。②认知的改变（例如记忆缺陷、定向不全、言语障碍），或出现知觉障碍，而又不能用已有的痴呆来解释。③上述紊乱在短时间内（通常数小时至数日）发生，并在1日之内有程度波动，并在一天内有所波动。④从病史、体检或实验室检查中可见迹象表明是一般躯体情况的直接的生理性后果。

DSM是诊断谵妄的金标准。但是，在诊断标准中症状的判断、严重程度的分析都要经过专业的精神科训练，所以，DSM是精神科专业人员诊断谵妄的最可靠的工具。而ICU谵妄发生在ICU病房内，ICU的医生和护士是第一观察者，他们不是专业的精神科医生，在应用精神科的专业知识和技能时可能会遇到种种困难。因此，DSM在评估和诊断ICU谵妄时，依赖于精神科医生的专业性，不具有普及性。

二、ICU意识障碍模糊法

1. CAM-ICU来源 1990年，美国精神学家Inouye教授根据DSM-Ⅲ中谵妄的诊断标准编制成谵妄评定方法（CAM），在国外用于老年谵妄的临床辅助诊断，具有较好的信度和效度。CAM是为非精神病学专业人员（如护士和其他医师）设计的，用于评估谵妄主要症状并快速正确地确定患者是否存在谵妄。2001年，Ely根据DSM-Ⅳ对CAM进行改良，形成意识状态的简便快捷方法，称为ICU患者意识模糊评估法（CAM-ICU）。该量表的灵敏度和特异度为85%~100%，评定者间信度为0.92~0.96。2007年，庄文玲等对中文版本的CAM-ICU进行测试。结果显示中文版的CAM-ICU用于评估ICU谵妄时，评定者间信度kappa为0.4，同时效度PABAK为0.4，McNemarLs test中P=0.72。我国大陆吴瑛等人将该量表翻译为简体中文版，并进行了信度和效度的检验。

2. CAM-ICU适用范围 CAM-ICU为评估ICU患者，尤其是为评估气管插管等不能说话的患者是否存在谵妄提供了客观的评估工具，具有快速、方便、正确等特点，是目前ICU 医生和护士使用最为广泛的谵妄评估工具，已经被翻译成十几种语言。其第2项指标，注意缺损的评估包括图片法和字母法，对于听力受损或不能说话的患者可以用图片法检查，对于视力损害的患者则可以用字母法，因此，大大扩大了CAM-ICU的适用范围。但是要完成注意缺损和思维紊乱的评估，仍需要患者具有短暂的配合能力。

3. CAM-ICU主要内容及使用方法 评估内容包括4个方面: ①意识状态的急性改变或反复波动; 这部分的资料可以通过护士或家属的观察，填写Glasgow昏迷量表、Richmond躁动-镇静量表（RASS）或既往谵妄评估得分来获得，主要观察患者的意识状态与基线状况相比是否不同，在过去的24小时内患者的意识状态是否有任何波动。②注意缺损: 主要观察患者是否难于集中注意力或转移注意力的减弱。有两种方法: 图片法满分10分，得分低于8分为阳性; 字母法出现10次或以上的错误为阳性。③思维紊乱: 观察患者是否有思维紊乱或思维不连贯。评估方法包括提问法和指示法两种。④意识清晰度的改变。CAM-ICU阳性的判断:①和②存在,加上③或④,即为阳性,表示存在谵妄。

具体评估方法:

第一步: 评估患者意识水平(RASS)

(1)在临床评估患者时,应该先用RASS评估患者的意识状态,如果RASS的实际得分不是"0"分,"意识清晰度改变"为阳性。如果RASS是-4或-5分,停止目前的评估,过一会再评估; 如果RASS在-3分及以上(-3分~+4分),则继续CAM-ICU的评估,在评估谵妄的过程中,按照特征顺序,依次判断患者意识状态的急性改变或反复波动,注意缺损,思维紊乱及意识清晰度的改变。详见表3-4-1。

表3-4-1　Richmond 躁动-镇静等级(RASS)标准

得分	神志	临床表现
+4	有攻击性	好斗,剧烈,对于工作人员有紧急危险
+3	非常躁动	拉动或者拔除管道或者导管,具有攻击性
+2	躁动焦虑	频繁的无目的运动,与呼吸机对抗
+1	不安焦虑	焦虑不安,但运动缺乏攻击性或者力量
0	清醒平静	警觉和安静
-1	昏昏欲睡	昏睡不能完全警觉,对声音刺激睁眼,且眼接触>10秒
-2	轻度镇静	对声音刺激有睁眼,短暂的清醒和眼接触<10秒
-3	中度镇静	运动或者对声音刺激有睁眼动作,但是无眼接触
-4	重度镇静	对声音无反应,但是对身体刺激有运动或者睁眼
-5	昏迷	不能唤醒,对声音或者身体刺激无反应

(该量表来源于: 杜斌,译. 麻省总医院危重病医学手册. 北京: 人民卫生出版社,2009.)

(2)评估意识内容

特征1: 意识状态急性改变或波动	阳性标准
患者的意识状态是否与其基线状态不同? 或在过去24小时内,患者的意识状态是否有任何波动? 表现为镇静量表(如RASS),GCS或既往谵妄评估得分的波动	任何问题答案为 "是"

特征2: 注意力障碍	
字母法检查注意力: 跟患者说,"我要给您读10个字母,任何时候当您听到字母 'A',就捏一下我的手表示。"然后用正常的语调朗读下列字母,每个间隔3秒。S A V E A H A A R T当读到字母 'A' 患者没有捏手或读到其他字母时患者做出了捏手动作均计为错误。	错误数>2

如果不能完成字母法→改用图片法 图片法：给患者展示5幅简单的图片，每幅图片展示3秒钟，请患者记住它们，随后立即给患者展示10幅图片，每看一幅图片就问请患者刚才看过吗？如果看过就让患者点头，如果没有看过就摇头。这10幅图片中有5幅是已经给患者看过的（表示正确点头），另外5幅是新的（摇头表示正确），满分是10分，错误不得分。 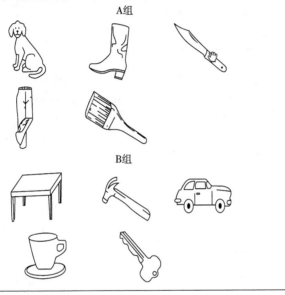	
特征3：意识水平改变	
如果RASS的实际得分不是清醒且平静（0分）为阳性	RASS不为"0"
特征4：思维混乱	
是非题（使用A集或B集） 　A集　　　　　　　　　　　　B集 1. 石头是否能浮在水面上？　　1. 树叶会漂浮在水面上吗？ 2. 海里是否有鱼？　　　　　　2. 海中有大象吗？ 3. 1磅要比2磅重吗？　　　　　3. 1斤是2斤重吗？ 4. 我们通常是用锤子钉钉子吗？ 4. 是否能用榔头钉钉子？ 当患者回答错误时记录错误的个数 执行指令 跟患者说："伸出这几根手指"（检查者在患者面前伸出2根手指） 然后说："现在用另一只手伸出同样多的手指"（这次检查者不做示范） *如果患者只有一只手能动，第二个指令改为要求患者"再增加一个手指" 如果患者不能成功执行全部指令，记录1个错误。	错误总数>1

第二步：诊断流程图

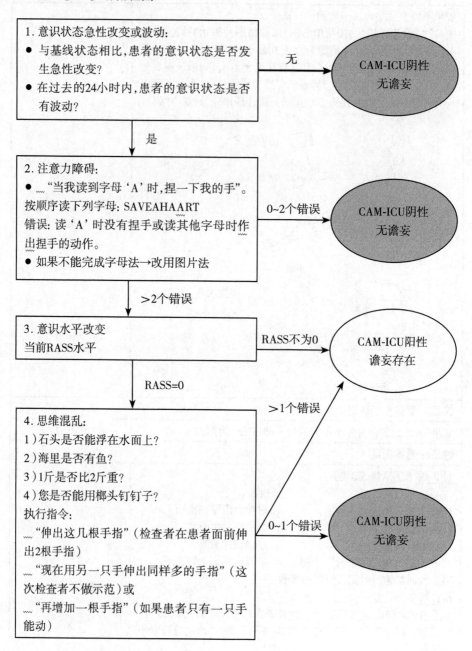

CAM-ICU阳性的判断：①和②存在，加上③或④，即为阳性，表示存在谵妄。

三、重症监护谵妄筛查检查表

重症监护谵妄筛查检查表(ICDSC)是2001年Bergeron 等基于DSM-IV 和谵妄特征开发的另一个专门由ICU医生和护士使用的谵妄评估量表。ICDSC有8项指标:①意识水平改变;②注意缺损;③定向力障碍;④幻觉或错觉;⑤精神运动性兴奋或迟缓;⑥不恰当的言语或心情;⑦睡眠(觉醒)周期紊乱;⑧症状波动。8 个项目中每一项根据其存在与否评1分或者0分,然后计算总分。总分≥4分提示存在谵妄,见表3-4-2。

ICDSC的敏感度较高,能够在较短的时间内完成,易于纳入到护士的日常工作中。2001年Bergeron等对96例加拿大内、外科ICU患者进行研究,护士每8小时应用ICDSC对患者进行1次评估,以精神病专家应用DSM-IV诊断作为金标准,结果表明ICDSC能够诊断出99%的谵妄,敏感度和特异度分别为99%和64%,ROC下曲线面积为0.9017。ICDSC的不足之处为: 特异度较低,为64%,评估方法较为主观,且评估指标中仍包含对患者言语能力的评估,因此对于机械通气患者的应用具有一定的限度。

表3-4-2　重症监护谵妄筛查检查表内容及评判标准

项目	评判标准
1	意识变化水平(如果为A或者B,该期间暂时终止评价)
	A. 无反应,评分: 0分
	B. 对于加强的和重复的刺激有反应,评分: 0分
	C. 对于轻度或者中度刺激有反应,评分: 1分
	D. 正常清醒,评分: 0分
	E. 对正常刺激产生夸大的反应,评分: 1分
2	注意力不集中(评分: 0或者1分)
3	定向力障碍(评分: 0或者1分)
4	幻觉-幻想性精神病状态(评分: 0或者1分)
5	精神运动型激越或者阻滞(评分: 0或者1分)
6	不恰当的言语和情绪(评分: 0或者1分)
7	睡眠-觉醒周期失调(评分: 0或者1分)
8	症状波动(评分: 0或者1分)

[该量表来源于: 美国精神医学学会. 精神疾病诊断与统计手册第5版(DSM-IV). 北京: 北京大学出版社,2014.]

四、CAM-ICU临床案例应用

1. 46岁,女性,教师,无既往记忆及注意力问题,诊断:急性呼吸窘迫综合征,带气管内插管,需要长期机械通气伴有撤机困难。过去的24小时内RASS为-3~+1分。现在情况:患者清醒,在病床上不停地活动,但不具攻击性。为患者进行字母测试有4处错误,请使用CAM-ICU量表为患者进行评估,并确定患者是否存在谵妄?

案例分析

步骤1:可唤醒评估。现在情况:患者清醒,在病床上不停地活动,但不具攻击性。评估RASS = +1分。可进行下一步评估。

步骤2:用CAM-ICU量表评估患者意识水平。

-特征1:患者是否处于其精神状态基线状态? 患者病情是否起伏? 患者过去的24小时内RASS为-3~+1分。病情有波动和起伏,因此患者特征1为阳性。

-特征2:字母测试有4处错误。患者特征2为阳性。

-特征3:评估患者现在的RASS得分为+1分,特征3为阳性。

-特征4:不需要再评估。

综上评估,患者特征1、特征2、特征3为阳性,根据CAM-ICU诊断标准,评估为阳性,患者处于谵妄状态。

2. 65岁,男性。既往史无注意理解及记忆问题。目前诊断:肺癌切除术后肺部感染,已进行机械通气96小时。过去24小时RASS评分为-3~-1分。目前情况:眼睛未睁开,在床旁呼叫患者,患者可唤醒睁眼,可保持>10秒的目光交流。请使用CAM-ICU量表为患者进行评估,并确定患者是否存在谵妄?

案例分析

步骤1:可唤醒评估。患者眼睛是闭着的,声音刺激可唤醒,可保持>10秒的目光交流,评估RASS=-1分。

步骤2:用CAM-ICU量表评估患者意识水平。

-特征1:患者是否处于其精神状态基线状态? 病情是否起伏? 患者过去24小时RASS评分为-3~-1分。特征1评估为阳性。

-特征2:字母测试1处错误。评估特征2为阴性。

综上评估,患者特征1为阳性,特征2为阴性,特征3及特征4无需再进行评估,患者诊断为未处于谵妄状态。

第五节　肺功能评估工具

呼吸系统的护理评估是重症监护室护理评估的重要组成部分。在临床工作和科研工作中,护理评估工具为护理评估、疾病诊断、预后评价起着重要的作用。如临床肺部感染评分是评估呼吸机相关性肺炎最常用的工具,撤机程序的应用提高了拔除气管插管的成功率。本节将介绍呼吸系统疾病最常见的症状呼吸困难的护理评估工具; 肺功能评估; 口腔卫生评估工具等。

一、呼吸困难评估

(一)MRC呼吸困难量表; MMRC呼吸困难量表

呼吸困难是患者呼吸时不舒适的主观体验,包括几种性质不同、严重程度不一的感觉。呼吸困难源于生理、病理、心理、社会、环境等多种因素。1952年Fletcher研制了5级尺度的自评量表评价呼吸困难程度,即英国医学研究委员会(Medical Research Council, MRC)呼吸困难量表; 修订版英国医学委员会呼吸困难问卷(MMRC dyspnea scale)广泛应用于临床医疗护理工作中及科学研究,我国慢性阻塞性肺疾病诊断指南(2007修订版)也推荐其作为测量呼吸困难程度的评估工具。见表3-5-1和表3-5-2。

表3-5-1　MRC呼吸困难量表

项目	分级
离开房间或穿脱衣服都有呼吸困难	4
步行大约100m或几分钟后需要停下来呼吸	3
由于呼吸困难比同龄人步行速度慢或当按照自己的步速步行时由于呼吸困难而需要停下来	2
快速活动或爬一座小山时有呼吸困难	1
除了剧烈的运动之外没有呼吸困难	0

(该量表来源: 梁少英,陈沁,郑则广. 不同时期肺康复对慢性阻塞性肺疾病急性加重期患者的影响. 广州: 广州医学院,2012)

表3-5-2　MMRC呼吸困难量表

项目	分级
您的呼吸急促使您无法离家外出,或者您在穿脱衣服时会感到呼吸急促	4
您在平地上行走100m左右或几分钟后需要停歇来透气	3
您在平地上行走时因为呼吸短促而比同龄人走得慢,或者在平地上以自己的速度行走时需要停歇来透气	2
您在平地或稍陡的斜坡上轻快行走时会感到呼吸急促	1
您只有在从事重体力活动时才会感到呼吸急促	0

(该量表来源: 郭爱敏. 慢性阻塞性肺疾病患者稳定期的功能状态及其相关因素. 北京: 北京协和医学院,2010.)

(二)Borg呼吸困难量表

Borg呼吸困难量表（Borg dyspnea scale）按0~10级对患者的呼吸困难程度进行评分,每一级都有提示呼吸困难程度的用语,患者根据自己的呼吸困难程度选择,如果患者呼吸困难程度超过最大限度10级,也可选择大于10的数字。该量表多用于运动试验中测量患者的呼吸困难程度,见表3-5-3。

表3-5-3　Borg呼吸困难量表

分级	呼吸困难程度
0	完全没有问题
0.5	非常、非常轻微（仅仅被注意到）
1	非常轻微
2	轻微
3	中度
4	有些严重
5	严重（重度）
6	
7	非常严重
8	
9	
10	非常、非常严重（重度）

注: 试验前向患者展示该标准并让患者自己评级; 试验后提醒患者运动前的呼吸困难和疲乏等级,并请患者再次为自己评级。

（该量表来源: 潘磊. 呼吸中枢驱动量化呼吸困难的初步研究. 广州: 广州医科大学,2013. ）

(三)肺功能状态与呼吸困难问卷-修订版（PFSDQ-M）

1. 来源　肺功能状态与呼吸困难问卷-修订版（modified pulmonary functional status and dyspnea questionnaire, PFSDQ-M）有Lareau于1994年研制,修订后形成PFSDQ-M,包含3个维度,40个条目。用于评估患者10种日常活动能力和活动后呼吸困难及疲乏程度,每项可赋0~10分,3个维度总分为100分,平均分为总分除以实际从事的日常活动种类数。PFSDQ-M由台湾学者黄翠媛翻译成中文,并验证了信效度。郭爱敏在61名稳定期COPD患者中对中文版PFSDQ-M的信效度进行验证,结果显示活动受限、活动后呼吸困难和疲乏3个维度的Cronbach's α分别为0.84、0.84、0.89,并与6分钟步行试验、FEV_1%、MMRC呼吸困难评分呈显著相关。

2. 适用范围及人群　适用于肺部疾病或有呼吸困难症状的患者。

3. 使用方法及具体量表,见表3-5-4。

表3-5-4　肺功能状况及呼吸困难问卷-修订版　PFSDQ-M

亲爱的患者,您好!

本问卷主要的目的在于了解您的症状情况,以便更好地了解您的疾病变化,制订适合您的治疗方案。请根据自己的实际情况回答,谢谢。

活动评估

指示:下列是成人常做的10项日常活动。请针对每项活动,比较您的呼吸问题出现前后参与该活动时所发生的改变。若您从未做过该活动,请在相应格子内打勾,即[√]。数字0~10代表在一系列活动中由"如以往般活动"至"已经完全不做",在最能反映您目前参与活动状况的方格内打[√]。

活动	从未做过此项活动	如以往般活动 0	轻微 1	2	3	中度 4	5	6	严重 7	8	9	已经完全不做 10
1. 梳头发	□	□	□	□	□	□	□	□	□	□	□	□
2. 穿衣服	□	□	□	□	□	□	□	□	□	□	□	□
3. 洗头发	□	□	□	□	□	□	□	□	□	□	□	□
4. 淋浴	□	□	□	□	□	□	□	□	□	□	□	□
5. 举起双臂放在头上	□	□	□	□	□	□	□	□	□	□	□	□
6. 准备一份点心(简单食物)	□	□	□	□	□	□	□	□	□	□	□	□
7. 步行3m	□	□	□	□	□	□	□	□	□	□	□	□
8. 在斜坡上步行	□	□	□	□	□	□	□	□	□	□	□	□
9. 在崎岖路面上步行	□	□	□	□	□	□	□	□	□	□	□	□
10. 爬三级楼梯	□	□	□	□	□	□	□	□	□	□	□	□

呼吸困难评估

指示:以下问题与您呼吸不适有关。请在符合您实际情况栏内打[√]。

1. 您曾经经历过呼吸困难吗? 有＿＿＿＿＿　　　没有＿＿＿＿＿

2. 在一个月内您有多少次严重甚至非常严重的呼吸困难的经历? ＿＿＿＿＿次

用以下的比例表,回答下列各问题,并在线上做标记,由0(没有呼吸困难)~10(非常严重呼吸困难)。

3. 指出在过去的一年里,您在大多数日子感觉怎样。

续表

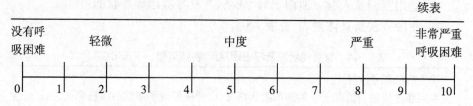

4.指出您今天感觉怎样。

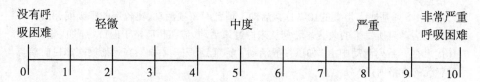

5.指出您在大部分日常活动中感觉怎样。

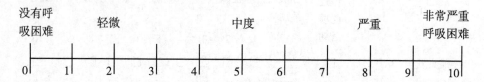

呼吸困难评估

　　指示:根据每项活动通常引起您呼吸困难的程度,在1~10的比例表上评估以下各项活动。如果该项活动基本没有引起呼吸困难,在[0]打[√];若您从未做过该项活动,请保持空白。

活动	没有	轻微	中度	严重	非常严重
	0　1　2	3　4	5　6	7　8	9　10

1.梳头发

2.穿衣服

3.洗头发

4.淋浴

5.举起双臂放在头上

6.准备一份点心(简单
　食物)

7.步行3m

8.在斜坡上步行

9.在崎岖路面上步行

10.爬三级楼梯

续表

疲劳评估

指示:以下问题与您疲倦或精疲力竭的感觉有关。请在符合您实际情况栏内打[√]。

1.您有过疲倦/精疲力竭的经历吗? 有＿＿＿＿＿ 没有＿＿＿＿＿

2.在一个月内您有多少次严重甚至非常严重的疲倦感觉? ＿＿＿＿＿次

用以下的比例表,回答下列各问题,并在线上做标记,由0(没有疲倦)~10(非常严重疲倦)。

3.指出在过去的一年里,您在大多数日子感觉怎样。

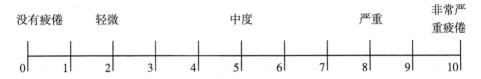

4.指出您今天感觉怎样。

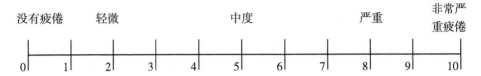

5.指出您在大部分日常活动中感觉怎样。

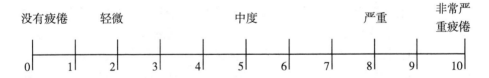

疲劳评估

指示:根据每项活动通常引起您疲倦的程度,在1~10的比例表上评估以下各项活动。如果该项活动基本没有引起疲倦,在[0]打[√];若您从未做过该项活动,请保持空白。

活动	没有	轻微		中度		严重		非常严重
	0 1	2	3	4 5	6	7 8	9	10

1.梳头发

2.穿衣服

3.洗头发

4.淋浴

5.举起双臂放在头上

续表

活动	没有		轻微			中度			严重		非常严重
	0	1	2	3	4	5	6	7	8	9	10

6. 准备一份点心（简单食物）

7. 步行3m

8. 在斜坡上步行

9. 在崎岖路面上步行

10. 爬三级楼梯

（该问卷来源: 郭爱敏. 慢性阻塞性肺疾病患者稳定期的功能状态及其相关因素. 北京: 北京协和医学院,2010.）

二、肺功能评估

慢性阻塞性肺疾病（COPD）是一种以气流受限为特征的疾病,其气流受限不完全可逆,常呈进行性发展。目前COPD的病情严重程度评价仅以FEV_1的变化进行分级,不能够全面评价患者病情和预后判断,2004年Celli 等提出用BODE指数全面评价COPD患者的病情。BODE指数是一种复合型指数,它包括4个变量,将体重指数（BMI）作为反映营养状况的指标,第1秒用力呼气容积占预计值百分比（$FEV_1\%pred$）作为反映气流阻塞程度的指标,呼吸困难程度采用改良的英国医学研究委员会呼吸困难量表（MMRC）衡量作为症状指标,6分钟步行试验（6MWT）作为运动耐力的指标。总分为"0~10",分值越高提示死亡风险越大,见表3-5-5。肺功能分级见表3-5-6。

表3-5-5　BODE指数

变量	BODE指数评分			
	0	1	2	3
$FEV_1\%$预计值	≥65	50~64	36~49	≤35
6分钟步行距离	≥350	250~349	150~249	≤149
呼吸困难评分	0~1	2	3	4
体重指数	>21	≤21		

注: 体重指数=体重/身高²（kg/m^2）

（该指数来源: 郭爱敏. 慢性阻塞性肺疾病患者稳定期的功能状态及其相关因素. 北京: 北京协和医学院,2010.）

表3-5-6　肺功能分级

分级	分级标准
0级: 危险	肺功能正常: 慢性症状(咳嗽、咳痰)
Ⅰ级: 轻度	$FEV_1/FVC<70\%$; $≥FEV_1 80\%$预计值; 有或无慢性症状(咳嗽、咳痰)
Ⅱ级: 中度	$FEV_1/FVC<70\%$; $50\%≤FEV_1<80\%$预计值; 有或无慢性症状
Ⅲ级: 重度	$FEV_1/FVC<70\%$; $30\%≤FEV_1<50\%$预计值; 有或无慢性症状
Ⅳ级: 极重度	$FEV_1/FVC<70\%$; $FEV_1<30\%$或$FEV_1<50\%$预计值, 伴慢性呼吸衰竭

三、临床肺部感染评分

临床肺部感染评分(CPIS)是一项综合了临床、影像学和微生物学标准等来评估感染程度,预测患者使用抗生素时应该是调整或者停止的评分系统。CPIS最早由Pugin于1991年提出,它将胸部X线以及化验结果和临床资料相结合,使得在早期可以通过量化的方法来诊断呼吸机相关性肺炎。2003年luna等将CPIS进行简化,简化的CPIS评分标准快速便捷、重复性高,但该评分较为主观,易受观察者因素影响。陈旭岩等的研究显示CPIS的评分有助于缩短患者抗菌药物的使用疗程,降低真菌感染的发生,并且不增加其他临床风险。陈凤佳等的研究显示CPIS在对于呼吸机相关性肺炎的早期诊断有一定的价值,其准确性较好,且特异性高。这些指标共7项,包括: 体温、白细胞计数、气管分泌物、氧合情况、X线胸片、肺部浸润影的进展情况和气管吸取物培养。CPIS评分为0~12分,得分越高提示病情越重。当CPIS≥6分时,病死危险性高;当CPIS≤6分时可以停用抗生素。见表3-5-7。

表3-5-7　临床肺部感染评分(CPIS)标准

参数	取值范围	分值
体温(℃)	≥36.5或≤38.4	0
	≥38.5或≤38.9	1
	≥39.0或≤36.0	2
白细胞计数($×10^9/L$)	>4或<11	0
	<4或>11	1
气管分泌物	少	0
	中等	1
	多	2

续表

参数	取值范围	分值
	脓性分泌物	1
PaO₂/FiO₂	>240或出现ARDS	0
	≤240或无ARDS	2
胸片	没有渗出病灶	0
	斑片状或散在渗出病灶	1
	大片状渗出或局部肺不张	2
气管吸取物培养或痰培养	无致病菌生长	0
	有致病菌生长	1
	两次培养到同一种细菌或革兰染色与培养一致	2

（该评分来源：许毅.CPIS评分与ASS评分对重型颅脑损伤继发感染的评估价值.重庆：重庆医科大学，2011.）

四、口腔护理评估工具

口腔护理评估工具可以帮助护理人员了解患者口腔卫生状况,确定哪些患者需要加强口腔护理,并为评估口腔护理疗效提供切实可行的方法。以进一步提高口腔护理质量。目前尚缺乏评估机械通气患者口腔卫生状况可行、有效的工具。现在临床只是借助非气管插管患者的口腔护理评价指标以帮助护理人员了解患者口腔卫生状况。并且一些评估工具存在很大的主观性,影响了其准确性和可重复性。表3-5-8摘自尚少梅、李小寒编写的《基础护理学》第4版；表3-5-9摘自姜安丽编写的《新编护理学基础》。

表3-5-8　口腔护理评估表

部位/分值	1	2	3
唇	滑润,质软,无裂口	干燥,有少量痂皮,有裂口,有出血倾向	干燥,有大量痂皮,有裂口,有分泌物,易出血
黏膜	湿润,完整	干燥,完整	干燥,黏膜擦破或有溃疡面
牙龈	无出血及萎缩	轻微萎缩,出血	有萎缩,容易出血、肿胀
牙/义齿	无龋齿,义齿合适	无龋齿,义齿不合适	有许多空洞,有裂缝,义齿不合适,齿间流脓液

续表

部位/分值	1	2	3
牙垢/牙石	无牙垢或有少许牙石	有少量至中量牙垢或中量牙石	大量牙垢或牙石
舌	湿润,少量舌苔	干燥,有中量舌苔	干燥,有大量舌苔或覆盖黄色舌苔
腭	湿润,无或有少量碎屑	干燥,有少量或中量碎屑	干燥,有大量碎屑
唾液	中量,透明	少量或过多量	半透明或黏稠
气味	无味或有味	有难闻气味	有刺鼻气味
损伤	无	唇有损伤	口腔内有损伤
自理能力	全部自理	需部分帮助	需全部帮助
健康知识	大部分知识来自于实践,刷牙有效,使用牙线清洁牙齿	有些错误观念,刷牙有效,未使用牙线清洁牙齿	有许多错误观念,很少清洁口腔,刷牙无效,未使用牙线清洁牙齿

表3-5-9　口腔护理评估表

分值	清洁度	定义
5	0	清洁: 口腔内无污物
4	I	舌苔厚
3	II	I 和(或)有血迹、食物残渣、污染物、痰痂
2	III	II 和(或)溃疡、出血
1	IV	III 和(或)口腔内分泌物培养阳性、真菌、疱疹生长

五、撤离呼吸机条件评估

(一)自主呼吸试验

正确地掌握撤机指征,选择合适的撤机方法是提高机械通气成功率的重要保证。过早撤机易导致撤机失败,不成功的撤机可诱发呼吸肌疲劳,可引起呼吸肌结构的损伤,延长机械通气时间。过迟撤机则增加机械通气并发症,延长住ICU时间和增加医疗费用。撤机时机的决定主要靠临床综合判断和撤机前的自主呼吸试验。自主呼吸试验(SBT)是指运用T管或低水平支持的自主呼吸模式于接受有创机械通气的患者,通过短时间(30分钟~2小时)的动态观察,以评价患者完全耐受自主呼吸的能力,借此达到预测撤机成功可能性的目的。早在2001年美国胸科医师学院(ACCP)、美国呼吸治疗学会(AARC)和美国危重症医学院(ACCCM)就联合推出指南并明确提出,有创通气过程中应进行SBT,如果试验成功者,且上气道通畅、气道保护能力正常时,可考虑脱机拔管。目前推荐的撤机程序见图3-5-1。

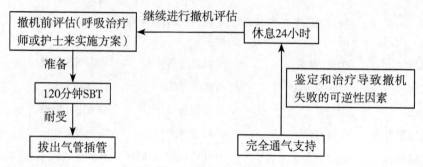

图3-5-1 撤机程序

应用时机: 对于有创机械通气<24小时的患者,自主呼吸能力保存较为完好,一般无需行SBT。当有创通气时间>24小时后,每天应对患者进行一次评价,以判断其是否具备一定的撤机条件,条件具备者可考虑进行SBT。

第一步: 撤机前准备

患者达到以下各项评价标准时,表示患者具备一定的撤机条件: 造成呼吸衰竭的原发病得到逆转;充分的氧合;血流动力学稳定;较强的自主呼吸能力。但仅凭主观评估不够,需要有客观标准来补充。

进行自主呼吸试验前要达到的标准

必须达到的标准(适用于所有患者)

1. $PaO_2/FiO_2 \geqslant 150$或$SaO_2 \geqslant 90\%$(在$FiO_2 \leqslant 40\%$和$PEEP \leqslant 5cmH_2O$的情况下)

2. 血流动力学稳定[无或仅小剂量应用升压药,如多巴胺$\leqslant 5\mu g/(kg \cdot min)$]和没有活动的心肌缺血

附加标准(理想的标准,有些研究者采用)

1. 撤机指标: 呼吸频率$\leqslant 35$次/分,自主呼吸潮气量$>5ml/kg$,吸气负压$<-20\sim-25cmH_2O$,$f/VtcmH_2O105$次/(升·分)

2. 血红蛋白$\geqslant 10mg/dl$

3. 核心体温$\leqslant 38℃$

4. 血清电解质正常

5. 意识状态清醒和警觉,或易于唤醒

第二步：自主呼吸试验

自主呼吸试验方法有三种：低水平压力（<7cmH$_2$O）的压力支持通气（PSV）；持续气道正压（CPAP=5cmH$_2$O）；T型管法。低水平PSV是指将通气模式改为PSV，压力支持水平保持在5~7cmH$_2$O，保持FiO$_2$不变。CPAP是指将通气模式改为CPAP，保持气道内正压为5cmH$_2$O，保持FiO$_2$不变。T型管法是指将T型管与气管插管或气管切开导管直接相连，利用加温湿化装置加温加湿吸入气体，保持FiO$_2$不变，患者完全处于自主呼吸状态。但哪种方法最理想尚存在争议。T型管法最接近于拔管后的呼吸功能状态，但该试验方式无外界正压辅助并且人工气道引起呼吸阻力增加而使呼吸做功增加，因此该试验方法容易造成患者呼吸困难，呼吸肌疲劳，导致试验成功率下降。低水平PSV和CPAP都是在带机状态下进行，如果需要终止试验，能以极快的速度返回试验前模式。SBT持续时间应在30~120分钟内，而确切时间尚无定论。

大约75%的患者在初次SBT时即可达到撤机的标准。这些患者通常可以安全地撤机和拔管。另外25%的患者在初次试验时对SBT不能耐受，需要循序渐进的撤机过程。在初次撤机的可逆因素纠正后，可再次进行SBT，见表3-5-10。

表3-5-10　表明患者能耐受SBT的标准

客观标准

1. SaO$_2$≥90%或PaO$_2$≥60mmHg（在FiO$_2$≤40%~50%），或PaO$_2$/FiO$_2$≥150

2. PaCO$_2$的增高≤10mmHg，或pH降低≤0.10

3. 呼吸频率≤35次/分

4. 心率≤140次/分，或比基础心率增加≤20%

5. 收缩压≥60mmHg，或≤10mmHg，或基础血压的变化<20%

主观标准

1. 没有增加呼吸功的体征，包括胸腹矛盾运动、辅助呼吸肌的过度应用

2. 没有其他窘迫的体征，如大量出汗或焦虑的征象

（二）气囊漏气试验

气囊漏气试验（cuff leak test，CLT）是一种气管拔管前评估声门及周围组织是否水肿、气道是否狭窄的方法。其原理是将气管插管之气囊内气体抽光后，观察有无发生漏气现象，以判断插管患者是否存在上呼吸道阻塞，来预测拔管后是否存在上气道阻塞。根据判断气囊漏气的方法，可分为定性及定量两大类。目前，此法在临床应用上尚存在争议。对于短时间插管的患者如手术后拔管，气囊漏气试验价值有限，临床上并不需要常规进行。为了提高气囊漏气试验的正预测值，此试验应尽量选择高危人群作为对象。如长时间插管、年龄大、困难插管、病情严重程度高、气囊过度充气等。

气囊漏气方法分类

定性评估: 有或无; 充分吸引口腔内,气管插管,气囊上的分泌物; 完全排空气囊; 如果听到声音即为阴性组; 如果听不到声音即为阳性组。

定量评估: 漏气量的大小。

排空气囊前后呼出潮气量变化的值; 排空气囊前后呼出潮气量变化的百分比。

结果判断: 不同的研究者选择漏气量的值尚未统一,本书推荐选择漏气试验阳性(漏气量<110ml),评估可能出现的风险并采取相应的措施; 漏气试验阴性(漏气量>110ml),可拔除气管插管。相对漏气量选择范围一般为10%~18%。见表3-5-11。

表3-5-11　气囊漏气试验定量评估操作步骤

充分吸引口腔内,气管插管,气囊上的分泌物;
选择容量控制A/C模式,VT　10ml/kg;
监测吸入和呼出潮气量,二者相差不超过20ml;
完全排空气囊;
呼吸稳定后记录连续5~6次呼出潮气量;
取其中最小三个数的平均数(Vt);
漏气量=VT–Vt; 相对漏气量=VT–Vt/VT

(撤机程序来源: 蔡柏蔷,李龙芸. 协和呼吸病学. 北京: 中国协和医科大学出版社,2006.)

六、案例应用

患者,女,33岁,因"发热、干咳、咽痛8天,声音嘶哑、喘憋3天"入院。就诊于医院急诊,给予吸氧、抗生素治疗后无好转,为进一步诊治于2014年3月20日收入呼吸科。入院时患者T 39.1℃, P 122次/分, R 35次/分, BP 130/80mmHg,查体: 咽红、明显呼吸困难伴三凹征,可闻及大气道喘鸣音。当日22: 00患者病情加重转入RICU,患者对问答无反应,持续躁动,上肢震颤,维持面罩吸氧6L/min,心率154次/分,氧饱和85%,查体: 口唇发绀,余查体不配合。遂立即行床旁气管插管,呼吸机辅助通气(SIMV+PSV模式: FiO_2 85%, Vt 300ml, f 12次/分, PS 18cmH$_2$O, PEEP 8cmH$_2$O),患者间断出现氧合、潮气量下降,行支气管镜可见气道内广泛糜烂、出血、血痂痰痂形成及黄色分泌物,经支气管镜冷冻术取出血痂痰痂,患者氧合、潮气量可恢复至正常。3月21日、22日、23日、24日均多次行支气管镜检查,吸出分泌物取出血痂痰痂(病理回报为脓性渗出伴坏死物,未见肿瘤细胞)。3月25日6: 00患者T 36.3℃, P 76次/分, R 20次/分, BP 110/70mmHg, SaO$_2$99%。医生为患者行支气管镜检查,患者气道黏膜较前有所恢复,血痂痰痂减少。

案例分析:

步骤1: 自主呼吸试验前的标准检验

患者原发病得到逆转, SaO_2 99%, 生命体征平稳, 血流动力学稳定。达到自主呼吸试验前的标准。

步骤2: 自主呼吸试验

采用低水平压力($<7cmH_2O$)的压力支持通气(PSV), 将通气模式改为PSV, 压力支持水平保持在5~7 cmH_2O, 保持 FiO_2 不变, SBT持续时间60分钟。

综上评估, 患者通过自主呼吸试验。可行进一步的检查, 气囊漏气试验。

步骤3: 气囊漏气试验

采用定量的方法进行。

充分吸引口腔内, 气管插管, 气囊上的分泌物; 选择SIMV+PSV模式, FiO_2 30%, Vt 400ml, f 12次/分, PS 12cmH_2O, PEEP 6cmH_2O; 监测吸入和呼出潮气量, 二者相差不超过20ml; 完全排空气囊; 呼吸稳定后记录连续6次呼出潮气量; 取其中最小三个数的平均数167ml; 漏气量= VT–Vt=233ml; 漏气试验阴性(漏气量>110ml), 可拔除气管插管。

第六节　循环系统评估工具

循环系统疾病种类众多, 关于疾病分级及危险度分级的评估工具众多。评估工具的应用, 既可为疾病诊断提供依据, 也可为治疗策略的选择提供理论支持。结合临床实际应用及对护理工作的意义, 下面就介绍几种循环系统常见的评估工具及分级标准。

一、心功能NYHA分级

心功能的分级方案有多种, 但几十年来, NYHA方案使用最广, 这种方案是按诱发心力衰竭症状的活动程度将心功能的受损状况进行分级, 可大体上判断病情严重程度, 对治疗措施的选择、劳动力的评定、预后的判断等有实用价值。根据患者的自觉活动能力将心功能划分为四级:

Ⅰ级: 患者患有心脏病但体力活动不受限制。平时一般活动不引起疲乏、心悸、呼吸困难、心绞痛等症状。

Ⅱ级: 体力活动轻度受限。休息时无自觉症状, 但平时一般的活动可出现上述症状, 休息后很快缓解。

Ⅲ级: 体力活动明显受限。休息时无症状, 轻于平时一般的活动即可出现上述症状, 休息时间较长后症状方可缓解。

Ⅳ级: 不能从事任何体力活动。休息时亦有心力衰竭的症状, 体力活动后加重。

（该分级标准来源于：陆再英,钟南山.内科学.第7版.北京:人民卫生出版社,2009:169-170.）

责任护士应熟知患者的心功能分级,以便根据患者的心功能分级进行健康宣教,指导患者的活动量。对于心功能Ⅰ级的患者不限制一般的体力活动,鼓励其积极参加体育锻炼,但要避免剧烈运动和重体力活动。对于心功能Ⅱ级的患者适当限制体力活动,告知其不影响轻体力工作和家务劳动。对于心功能Ⅲ级的患者严格限制一般的体力活动并充分休息,告知其日常生活可自理或在他人协助下完成。对于心功能Ⅳ级的患者要绝对卧床休息。

二、室性期前收缩危险度分级

室性期前收缩极为常见,可发生于正常人。室性期前收缩的临床意义是人们关心和研究的热点,近年来相继提出了许多分类方法,其中以Lown分类法应用较为广泛。Lown于1971年提出对急性心肌梗死时出现的室性期前收缩进行了危险度分级,将室早分为5级。

0级：无室性期前收缩;

1级：偶发、单个出现室性期前收缩<30个/小时;

2级：频发、单个出现室性期前收缩≥720次/24小时或≥30个/小时;

3级：多源、多形性室性期前收缩;

4A级：连发成对的室性期前收缩;

4B级：室性期前收缩连续3个以上;

5级：RonT现象室性期前收缩。

[该分级标准来源于：董丽妍,段成城,郑美梅.室性期前收缩Lown分级在急性心肌梗死患者中的应用价值.检验医学与临床,2014,11(10):1381-1382.]

Lown分级有助于区分室性期前收缩是病理性还是功能性,一般认为病理性在Ⅲ级以上。因此,Ⅲ级以上的室性期前收缩被称之为"警报心律"。董丽妍、段成城、郑美梅的研究提示Lown分级可在一定程度上反映急性心肌梗死患者的病变程度,值得临床进一步推广应用。熊艳霞的研究提示Lown分类法随着级数升高其病理和临床意义越大,但必须结合患者病史进行判定,凡具有器质性心脏病及心力衰竭患者,无论级别高低均有临床意义。同时也指出Lown分级对预测心室室扑、心室颤动猝死的临床意义有待进一步证实。

Lown分级对护理工作同样重要。对于心血管专科护士,首先应学会识别恶性心律失常及其预警信号。对于急性心肌梗死、心力衰竭及器质性心脏病患者,责任护士应密切观察心电波形,发现室性期前收缩,不管其形态、频率如何,均应及时通知医生,描记心电图,及时留取血标本查看有无电解质及药物等因素影响。

三、抗凝出血危险评估

心房颤动（房颤）是临床最常见的心律失常，抗凝治疗预防血栓栓塞是房颤治疗的重要内容之一，对于卒中高危的房颤患者，口服抗凝药的同时也加重了患者卒中风险，2010年，欧洲心脏病学会（ESC）公布的房颤治疗指南建议应用HAS-BLED出血风险评分评价房颤患者的出血风险。评分国外有项关于7329例房颤患者两项临床试验显示，HAS-BLED评分能很好地预测房颤患者出血的风险，HAS-BLED≥3分较0分的患者出血风险比值比为8.56（3.86~18.98）。马长生教授建议出血高危患者（尤其是积分高于3时）无论接受华法林还是阿司匹林治疗，均应谨慎。HAS-BLED评分详见表3-6-1。

评分表中高血压定义为收缩压＞160mmHg；肝功能异常定义为慢性肝病（如肝纤维化）或胆红素＞2倍正常上限，丙氨酸氨基转移酶＞3倍正常上限；肾功能异常定义为慢性透析或肾移植或血清肌酐≥200μmol/L；出血指既往出血史和（或）出血倾向；国际标准化比值（INR）易波动指INR不稳定或过高或在治疗窗内的时间少（＜60%）；药物指合并应用抗血小板药物或非甾体类抗炎药。

目前，HAS-BLED评分由医生评定，作为心血管护士也应了解评分意义。护士是房颤患者抗凝药的实施者及药物不良反应的观察者。对于评分≥3分的出血高危患者，责任护士应加强巡视次数，及时发现出血这一并发症，并加强出血高危患者的健康宣教，指导患者学会自我保护和预防出血的方法。

表3-6-1　HAS-BLED出血风险评分

字母	临床特点	计分
H	高血压	1
A	肝肾功能异常（各1分）	1或2
S	卒中	1
B	出血	1
L	国际标准化比值易波动	1
E	老年（如年龄＞65岁）	1
D	药物或嗜酒	1或2

[该评分标准来源于: 马长生. 心房颤动抗凝治疗的新观点和新指南. 中国循环杂志, 2011, 26(5): 325-327.]

四、CHA$_2$DS$_2$VAS$_c$积分

房颤，是一种临床最常见的心律失常，其最严重的并发症之一为体循环血

栓栓塞,特别是脑卒中,严重时可危及患者生命。2010年,欧洲房颤诊疗指南(ESC指南)提出了新的评分系统–$CHA_2DS_2VAS_C$积分,用以评估房颤患者卒中及血栓栓塞风险。

$CHA_2DS_2VAS_C$积分将房颤的危险因素分为主要危险因素和临床相关的非主要危险因素。主要危险因素包括:卒中史、一过性脑缺血发作及年龄≥75岁。和临床相关的非主要危险因素包括:心力衰竭、高血压、糖尿病、女性、年龄65~74岁和血管疾病,即心肌梗死、复合型主动脉斑块以及外周动脉疾病等,具体评估表见3-6-2。

$CHA_2DS_2VAS_C$积分由医生评定,用以指导房颤患者抗栓治疗策略。作为心血管专科护士,应了解$CHA_2DS_2VAS_C$积分意义。对于积分≥2分,表明患者卒中及血栓栓塞风险较高,需加强患者的抗凝治疗与护理。具体策略见表3-6-3。

表3-6-2　$CHA_2DS_2VAS_C$积分

危险因素	积分
充血性心力衰竭/左心室功能障碍	1
高血压	1
年龄≥75岁	2
糖尿病	1
卒中/短暂性脑缺血发作/血栓栓塞病史	2
血管疾病	1
年龄65~74岁	1
性别(女性)	1
总积分	9

表3-6-3　抗栓治疗策略表

危险因素个数	$CHA_2DS_2VAS_C$积分	抗栓治疗策略
一个主要危险因素或两个以上临床相关的非主要危险因素	≥2分	口服抗凝药或阿司匹林均可,但推荐口服抗凝药
存在一个临床相关的非主要危险因素	1分	口服抗凝药
无危险因素	0分	可服用阿司匹林或不进行抗栓治疗

[该评分标准来源于:马长生.心房颤动抗凝治疗的新观点和新指南.中国循环杂志,2011,26(5):325-327.]

五、小结

循环系统评估工具临床上大部分由医生进行评估,但护士也应了解量表的评估方法及意思,以便于在临床工作中预测并发现相关并发症,并根据评估结果给予患者健康宣教。

六、案例应用

患者,男性,72岁,急诊平车入冠心病监护室,主诉:憋气、胸闷3天,加重5小时。患者三天前日常活动后出现胸闷、憋气,休息后可缓解。5小时前胸闷、憋气症状加重,不能平卧,伴咳嗽、咳痰,后来院就诊。患者既往高血压病史20年,糖尿病病史25年,3年前脑卒中发作,未遗留后遗症。入院心电图提示:心率98次/分,房颤心律。

根据临床症状提示患者为急性左心衰发作,患者发病时不能从事任何体力活动,且休息时亦有症状,根据NYHA心功能分级患者入院时心功能为IV级。责任护士应立即协助患者端坐位,根据医嘱选择适宜吸氧方式,必要时无创呼吸机辅助通气,并及时予药物治疗。并告知患者应绝对卧床休息直至心功能好转。

患者房颤心律,评估患者卒中及血栓栓塞风险。患者有卒中病史,为主要危险因素,记2分。患者临床相关的非主要危险因素包括:入院时急性左心衰发作、高血压、糖尿病、年龄处于65~74岁。根据$CHA_2DS_2VAS_C$积分,患者应口服抗凝剂治疗。责任护士应关注抗凝治疗与护理,同时警惕患者发生卒中或血栓栓塞。

第七节　肾功能评估工具

一、急性肾功能衰竭程度评分

急性肾衰竭(acute renal failure,AFR)是由于各种原因引起的肾功能在短时间内(几小时至几周)突然下降而出现的氮质废物滞留和尿量减少综合征。急性肾衰竭的评估对准确评估AFR病情严重度,预测AFR院内死亡概率有重要意义。本节旨在介绍ICU常见急性肾衰竭专用评分法。心脏外科术后出现急性肾衰竭的评估工具发展较成熟,是急性肾衰竭专用评分法重要组成部分。

(一)RIFLE标准
ARF分期的RIFLE标准是由急性透析质量指导组第二次会议根据AFR严

重程度和损伤的时间分为风险（risk）、损伤（injury）、衰竭（failure）、肾功能丧失（loss）和终末期肾病（end-stage kidney disease），可以预测ARF患者死亡率，见表3-7-1。

表3-7-1 RIFLE标准

分层	肾小球滤过率（GFR）标准	尿量标准
风险（Risk）	Scr×1.5，或GFR下降＞25%	＜0.5ml/（kg·h），6小时
损伤（Injury）	Scr×2.0，或GFR下降＞50%	＜0.5ml/（kg·h），12小时
衰竭（Failure）	Scr×3.0，或GFR下降＞75%	少尿＜0.3ml/（kg·h），24小时或无尿12小时
肾功能丧失（Loss）	持续ARF即肾功能完全丧失＞4周	
终末期肾病（ESKD）	End-stage Kidney Disease（ESKD）＞3个月	

（该标准来源：徐梦．评价RIFLE标准及AKIN标准在危重症患者急性肾损伤中的诊断价值．石家庄：河北医科大学，2013．）

（二）急性肾小管坏死-个体严重程度指数（ATN-ISI）

为准确评估AFR病情严重度，预测AFR院内死亡概率，推动AFR诊疗技术的发展，近年来，国内外的学者就AFR病情评分系统进行了广泛深入的研究。目前，AFR病情严重程度可用重症监护室通用评分法如APACHE，也可用AFR专用病情评分法。AFR专用评分法种类较多，Rasmussen、Lohr、Schacfer等分别于20世纪80年代建立了专用于AFR的病情及预后评分法。现已较少应用于临床。Liano等于1993年建立了急性肾小管坏死-个体严重程度指数（ATN-ISI），各参数得分与其回归系数乘积后求和，加常数项，总分越高，患者病情越重，病死率越高。方法操作简单、通用性好，应用较广泛，见3-7-2。

表3-7-2 ATN-ISI评分法

参数	分值（有/无）	功能系数
年龄	每10周岁1分	0.032
性别（男）	1/0	−0.086
暴露于肾毒性因素	1/0	−0.109
少尿	1/0	0.109
低血压	1/0	0.116
黄疸	1/0	0.122

续表

参数	分值（有/无）	功能系数
昏迷（Glasgow昏迷指数<5）	1/0	0.150
意识（正常1）	1/0	0.154
辅助呼吸	1/0	0.182
常数		0.210

（该评分来源：郑世翔.16例危重症合并急性肾损伤患者行高容量血液滤过治疗近期疗效的研究.福州：福建医科大学,2009.）

（三）急性肾衰竭评分法（SHARP）

Lins等于2000年建立Stuivenberg医院急性肾衰竭评分法（SHARP），积分为各项参数取值与其功能系数乘积及常数项之和。旨在对AFR病情严重度作动态评估,预测更准确,见3-7-3。

表3-7-3 SHARP评分法

参数	分值	系数（0小时/48小时）
年龄	每10周岁1分	7/7
血清白蛋白	1~7	6/6
凝血酶原时间	1~8	3/3
呼吸支持	0/1	39/43
心力衰竭	0/1	9/16
常数		52
总分		236/247

[该评分来源：张岩,郁胜强,梅长林,等.ARF专用与ICU通用病情评分法对29例重症急性肾衰竭患者院内死亡判别力的比较.解放军医学杂志,2005,30(5):375-377.]

（四）心脏外科术后急性肾衰竭评分

临床医师对于心脏外科术后出现急性肾衰竭一般都是基于临床经验评估,很多术前因素与术后发生AFR相关,基于这些危险因素建立起来的临床评分系统可在术前对患者进行评估,帮助选择手术时机和方式,采取可能有助于预防的措施以改善预后。国内外常用的心脏外科术后急性肾衰竭危险度评分系统有美国克利夫兰大学急性肾衰竭评分法（The clinical score to predict acute renal faillure,Cleveland ARF Score）、基于美国国家胸外科医师协会心脏外科数据库中冠状动脉旁路移植手术患者开发出的Mehta评分、多伦多总医院10 751名患者基础上开发的简化肾脏指数（simplified renal index,SRI）。Cleveland、Mehta、

SRI得分范围分别为0~17分,0~83分,0~8分,得分越高,发生急性肾衰竭的危险性越高,见表3-7-4。

巴西Palomba等人提出的AKICS是将心脏外科术后指标作为评分标准的模型,因此无法在术前对肾脏替代治疗发生率进行完整评估,但对低位患者术后急性肾衰竭的肾脏替代治疗及肾功能不全的预测要由其他评分,并为某些需要术后长期随访的实验研究提供参考。AKICS得分范围为0~20分,得分越高,发生急性肾衰竭的危险性越高,见表3-7-5。

表3-7-4　Cleveland、Mehta、SRI评分

变量	Cleveland		Mehta		SRI	
	定义	分值	定义	分值	定义	分值
年龄	—	—	<55至100	0~10	—	—
种族	—	—	非白种人	2	—	—
性别	女	—	—	—	—	—
术前肾功能	SCr>2.1mg/dl	5	0.5至>4mg/dl	5~40	GFR 31~60ml/min	1
					GFR≤30ml/min	2
CHF	是	1	—	—	—	—
NYHA分级	—	—	Ⅳ级	3	—	—
糖尿病	胰岛素依赖	1	口服药	2	药物控制	1
			胰岛素依赖	5		
COPD	是	1	是	3	—	—
MI(<21天)	—	—	是	3	—	—
LVEF	<35%	1	—	—	≤40%	1
既往手术	是	1	是	3	是	1
术前IABP	是	2	—	—	是	1
心源性休克	—	—	是	7	—	—
手术时机	急诊	2	—	—	非择期手术	1
手术类型	CABG	0	CABG	0	除单纯CABG或单纯房间隔缺损修补以外的手术	1

变量	Cleveland		Mehta		SRI	
	定义	分值	定义	分值	定义	分值
	瓣膜手术	1	主动脉瓣	2		
	CABG+瓣膜	2	AV+CABG	5		
			二尖瓣	4		
			MV+CABG	7		
得分	0~17		0~83		0~8	

（上述三种评分来源：姜物华.心脏手术后急性肾损伤发病预测模型的建立与临床验证.上海：复旦大学，2013.）

表3-7-5　AKICS评分

危险因素	分数
联合手术	3.7
NYHA>2	3.2
术前血肌酐>1.2mg/dl	3.1
低心排血量	2.5
年龄>65岁	2.3
体外循环时间>120分钟	1.8
术前空腹血糖>140mg/dl	1.7
中心静脉压>14cmH$_2$O	1.7
总分	0~20

（该评分来源：姜物华.心脏手术后急性肾损伤发病预测模型的建立与临床验证.上海：复旦大学，2013.）

二、慢性肾衰竭分期

各种原因引起的慢性肾脏结构和功能障碍（肾脏损伤病史>3个月），包括GFR正常和不正常的病理损伤、血液或尿液成分异常，及影像学检查异常，或不明原因的GFR下降（GFR<60ml/min）超过3个月，称为慢性肾脏病。广义的慢性肾衰竭（chronic renal failure，CRF）是指慢性肾脏病引起的肾小球滤过滤（GFR）下降及与此相关的代谢紊乱和临床症状组成的综合征，简称慢性肾衰。

（一）我国CFR的分期方法

根据1992年黄山会议座谈会纪要，慢性肾衰竭可以分为以下4个阶段：

①肾功能代偿期；②肾功能失代偿期；③肾功能衰竭期（尿毒症前期）；④尿毒症期。见表3-7-6。

表3-7-6 我国CFR的分期方法

分期	肌酐清除率（Ccr） （ml/min）	血肌酐（Scr）		说明
		（μmol/L）	（mg/dl）	
肾功能代偿期	50~80	133~177	1.6~2.0	大致相当于CKD2期
肾功能失代偿期	20~50	186~442	2.1~5.0	大致相当于CKD3期
肾功能衰竭期	10~20	451~707	5.1~7.9	大致相当于CKD4期
尿毒症期	<10	≥707	≥8.0	大致相当于CKD5期

（二）美国肾脏病基金会K/DPQI专家组对CKD分期的建议

美国肾脏病基金会K/DPQI专家组对慢性肾脏病的分期见表3-7-7。该分期方法将GFR正常（≥90ml/min）的肾病视为1期CKD,同时将终末期肾脏病的诊断放宽到GFR<15ml/min。CKD和CRF的含义上有相当大的重叠,前者范围更广,而后者则主要代表CKD患者中的GFR下降的那一部分群体。

急慢性肾衰竭的分级和评分为临床工作中提供了早期识别和管理的依据。有利于早期预防肾衰竭,减少肾衰竭的发生率和死亡率。AFR专用评分ATN-ISI评分在临床上和医学研究中对应用较广泛。

表3-7-7 美国肾脏病基金会K/DPQI专家组对CKD分期的建议

分期	特征	GFR水平（ml/min）	防治目标-措施
1	已有肾损害,GFR正常	≥90	CKD诊治；缓解症状； 保护肾功能
2	GFR轻度降低	60~89	评估、减慢CKD进展； 降低心血管病患病危险
3	GFR中度降低	30~59	减慢CKD进展； 评估治疗并发症
4	GFR重度降低	15~29	综合治疗；透析前准备
5	肾衰竭	<15	如出现尿毒症,需及时替代治疗

三、案例应用

患者,中年女性,50岁,患者于2013年4月28日因甲状腺功能亢进入医院内分泌科,5月5日突发心跳呼吸骤停,予心肺复苏、电除颤后,心跳呼吸恢复,意识呈昏迷状态,予气管插管后转入重症监护室。转入时生命体征T 39.1℃,P 132次/分, R 31次/分, BP 170/70mmHg,血常规检查示: 白细胞计数15.1×10⁹/L;生化检查示: 尿素氮,7.9mmol/L;肌酐222.6mmol/L;总胆红素14μmol/L。诊断为: 甲状腺功能亢进症; 甲状腺功能亢进危象; 呼吸衰竭。请用ATN-ISI评分法预测AFR病情严重程度。

案例分析:

第一步: 根据案例提供的信息可得如下表中分值所示:

参数	分值(有/无)	功能系数	得分
年龄	5	0.032	0.16
性别(男)	0	−0.086	0
暴露于肾毒性因素	1	−0.109	−0.109
少尿	1	0.109	0.109
低血压	0	0.116	0
黄疸	0	0.122	0
昏迷(Glasgow昏迷指数<5)	1	0.150	0.150
意识(正常1)	0	0.154	0
辅助呼吸	1	0.182	0.182
常数		0.210	0.210
总分			0.702

第二步: 分值乘以功能系数之和加上常数项,总分为0.702。提示AFR病情严重,死亡概率较高。

第八节　运动功能评估

肌力、肌张力是运动功能检查的最基本的方法。本节主要介绍临床上常用的肌力分级评分标准及肌张力评估。

一、肌力评估

肌力是肌肉收缩的力量。肌力测定是测定受试者在主动运动时肌肉或肌群的力量,以评定肌肉的功能状态。是运动功能检查的最基本的方法之一。肌力测定能够评价肌肉功能损害的范围和程度; 间接判断神经功能损害的情况;也能评定康复治疗的疗效。

徒手肌力测试（manual muscle test，MMT）于1912年由Lovett创立。经过不断的修改和完善，1976年英国的医学研究委员会（Medical Research Council，MRC）提出用数字等级0~Ⅴ来表示肌力。MRC在不同疾病和不同人群中具有可靠性和有效性，因此，被广泛应用于临床工作和科研中。但MRC有其局限性，既没有考虑到运动的范围，也没对对抗阻力的力量进行具体的限定。针对这种情况，改良的MRC分级形成了。改良的MRC在临床中比阻抗更容易量化，并且运动范围可以通过目测完成，简单易行，见表3-8-1。

表3-8-1　徒手肌力测试（MMT）

级别	名称	标准	相当于正常肌力的（%）
0	零（zero，0）	无肌肉收缩	0
1	微缩（trace，T）	有轻微收缩，但不能引起关节运动	10
2	差（poor，P）	在减重状态下能作关节圈范围运动	25
3	可（fair，F）	能抗重力作关节全范围运动，但不能抗阻力	50
4	良好（good，G）	能抗重力、抗一定阻力运动	75
5	正常（normal，N）	能抗重力、抗充分阻力运动	100

注：每一级又可用"+"和"−"号进一步细分。如测得的肌力比某级稍强时，可在该级的右上角加"+"号，稍差时则在右上角加"−"号，以补充分级的不足，见表3-8-2。

表3-8-2　肌力细分级标准

级别	标准
0	无可测知的肌肉收缩
1	可触及肌肉有轻微收缩，但无关节运动
1+	可触及肌肉有强力收缩，但无关节运动
2−	去除肢体重力的影响，关节能活动到最大活动范围1/2以上，但不能达到最大活动范围
2	去除肢体重力的影响，关节能活动到最大活动范围
2+	去除肢体重力的影响，关节能活动到最大活动范围，如抗重力，可活动到最大活动范围的1/2以下
3−	抗肢体本身重力，关节能活动到最大活动范围的1/2以上，但不能达最大活动范围
3	抗肢体本身重力，关节能活动到最大活动范围

级别	标准
3+	抗肢体本身重力,关节能活动到最大活动范围,且在运动终末可抗轻度阻力
4−	能抗比轻度稍大的阻力活动到最大活动范围
4	能抗中等度阻力活动到最大活动范围
4+	能抗比中等度稍大的阻力活动到最大活动范围
5−	能抗较充分阻力稍小的阻力活动到最大活动范围
5	能抗充分阻力活动到最大活动范围

　　肌力分级方法是评估肌力的一种重要的方法,在临床上应用广泛,但肌力评价比较主观,受检查者的经验和患者的配合程度等因素影响。MRC分级操作简单、可靠,在临床上应用较广,见表3-8-3。改良的MRC分级在对周围神经损伤后功能恢复进行评定时显示出明显的优越性,见表3-8-4。

表3-8-3　MRC肌力分级(6级法)

分级	项目
0级	肌肉无任何的收缩
1级	肌肉可轻微收缩,但不能活动关节,仅在触摸肌肉时感觉到
2级	肌肉收缩可引起关节活动,但不能对抗地心引力,肢体不能抬离床面
3级	肢体能抬离床面,但不能对抗阻力
4级	能做对抗阻力的活动,但较正常差
5级	正常肌力

表3-8-4　改良的MRC

分级	标准
0	无任何肌肉收缩
Ⅰ	触诊能发现有肌肉收缩,但不引起任何关节运动
Ⅱ−	消除重力影响能活动,但活动范围在50%~100%之间
Ⅱ	不能对抗阻力,但能在消除重力影响后能作全范围运动
Ⅱ+	能对抗重力,但运动范围<50%
Ⅲ−	能对抗重力,但活动范围在50%~100%之间
Ⅲ	能对抗重力,且能完成全范围运动,但不能抗任何阻力

续表

分级	标准
Ⅲ+	情况与Ⅲ级相仿,但在运动末期能对抗一定的阻力
Ⅳ−	对抗的阻力与Ⅳ级相同,但活动范围在50%~100%之间
Ⅳ	能对抗阻力,且能完成全范围活动,但阻力达不到Ⅴ水平
Ⅳ+	在活动的初、中期能对抗的阻力与Ⅳ级相同,但在末期能对抗Ⅴ级阻力
Ⅴ−	能对抗与Ⅴ级相同的阻力,但活动范围在50%~100%之间
Ⅴ	能对抗与正常相应肌肉相同的阻力,且能作全范围

二、肌张力评估

肌张力是指肌肉组织在静息状态下的一种不随意的、持续的、微小的收缩,即肌肉在静息松弛状态下的紧张度。肌张力是维持身体各种姿势及正常运动的基础。肌张力的评定能够提供治疗前的基线评定结果; 提供制订治疗方案和选择治疗方法的依据; 评价各种治疗的疗效,见表3-8-5。

表3-8-5　肌张力评定分级

分级	肌张力	标准
0	软瘫	被活动肢体无反应
1	低张力	被活动肢体反应减弱
2	正常	被活动肢体反应正常
3	轻、中度增高	被活动肢体有阻力反应
4	重度增高	被活动肢体有持续性阻力反应

痉挛是常见的肌张力异常,是一种由牵张反射兴奋性增高所致的,常由上运动神经元损伤后所致。Ashworth量表法是评定痉挛最常用的方法,该方法简便易行,不需要任何仪器,尤其适用于临床。Ashworth量表是Ashworth于1964年提出的。评定时,检查者徒手牵拉痉挛肌进行全关节活动范围内的被动运动,通过感觉到的阻力及其变化情况,把痉挛分成0~4共5个级别,见表3-8-6。1987年,Bohannon和Smith总结了他们使用Ashworth量表的经验,并在原量表上增加了"1+"级,并对各级重新描述,形成"改良的Ashworth量表(Modified Ashworth Scale, MAS)",见表3-8-7。该表将肌张力分为,0~4级,使痉挛评定由定性转为定量。

肌张力和痉挛评价是神经内科常用的评估工具。评价痉挛的量表较多,如Penn分级法评分标准; Clonus分级法评分标准等,本节仅介绍在重症监护室常使用的两种量表。

表3-8-6 痉挛的Ashworth分级

分级	评定内容
轻度	在肌肉最短位置上开始作ROM,到ROM后1/4即肌肉位置接近最长附近,才出现抵抗和阻力
中度	同上,但在ROM中1/2处即出现抵抗和阻力
重度	同时,从ROM开始的1/4就呈现明显的阻力

表3-8-7 改良的Ashworth分级

分级	评定内容
0	无肌张力的增加
I	肌张力轻度增加,受累部分被动屈伸时,在 ROM之末时呈现最小的阻力或出现突然卡住和放松
I +	肌张力轻度增加; 在 ROM后50%范围内出现突然卡住,然后在ROM的后50%均呈现最小阻力
II	肌张力较明显增加,在大部分ROM中,肌张力均明显增加,但受累部分仍能容易地移动
III	肌张力严重增高,被动运动困难
IV	强直,受累部分被动屈伸时呈强直状态而不能动

三、案例应用

患者男,56岁,因"言语不清,伴右侧肢体活动不利九个月余"入院。患者于2013年8月23日疲劳诱因下突发右侧肢体麻木活动不利,当即有恶心呕吐,二便失禁,于当地医院急查头颅CT示"脑出血",出血量约38ml,测血压180/130mmHg,于急诊行"去颅瓣减压术"。术后患者昏迷,呼之不应,于当地医院重症监护病房行气管切开治疗。二十余日后行高压氧治疗,二十余日后患者神志渐清,但遗留右侧肢体功能障碍。专科检查: 神志清楚,语言欠流畅,听力可,能简单对答,但注意力不能长时间集中,左下肢能抬离床面,能够对抗阻力活动,活动范围达到80%; 右下肢肌肉可轻微收缩,但不能活动关节。初步诊断: 1.脑出血后遗症,右侧肢体功能障碍; 2.高血压III级(极高危)。请用MRC肌力分级法和改良MRC评价该患者双下肢肌力。

案例分析: 患者脑出血后遗症,右侧肢体活动障碍。左下肢能抬离床面,能够对抗阻力活动,活动范围达到80%; 右下肢肌肉可轻微收缩,但不能活动关节。根据MRC肌力分级法判断,左下肢肌力为5级; 右下肢肌力为1级。根据改良MRC分级法,左下肢肌力为Ⅴ-级;右下肢肌力为Ⅰ级。

第九节 营养状态评估工具

机体营养状态的维持是抵御疾病以及防止各种并发症的必要条件。美国肠内、肠外营养学会(ASPEN)认为,营养状态是指人从进食到利用营养物质全过程的总和。营养不良是指营养状态失衡,包括由于进食减少,营养代谢异常以及营养过剩导致的营养失调。ICU内危重患者的身体在较长时间内都在进行高度的代谢,机体组织细胞的耗氧量增加,导致负氮平衡加重,因而引起营养不良,目前临床上对于危重患者的营养状态越来越重视。据资料显示,仅有40%~60%的ICU患者接受营养支持,实际提供的能量仅为需要量的60%,因此,改进营养支持的管理和提高营养治疗效果是目前面临的重要问题。对危重患者进行合理营养支持必须基于对患者营养状态进行正确的营养评价。营养评价是用来确定个体存在"营养危险"的一个系统、综合的过程,其最终目的在于确定患者的营养状态和营养需要。对采取营养支持的患者反复进行营养评价是唯一有效的对营养支持疗效评估的方法。一般来说,营养评价的方法主要包括:膳食调查、人体测量、实验室检查和量表测评。

一、膳食调查

膳食调查的目的是了解一定时间内被调查对象通过膳食摄入的能量及各种营养素的种类和量,借此来评定其膳食摄入的合理性,分析营养不良的原因,为改进饮食结构和合理膳食提供依据。膳食调查需要收集并分析患者一段时间的膳食资料,包括食物种类、食用频率甚至食用量,一般有24小时饮食回忆,3天饮食记录和直接观察法以及食物频率问卷法,记录并计算患者每日食物的摄入量,能量及各种营养素的摄入量,并与机体需要量进行比较。膳食调查能够反映患者近一段时间的营养摄入情况,并可对比《中国居民膳食营养素参考摄入量》判断患者有无营养素摄入不合理,但由于存在回忆偏倚,且具体食物的含量计量不易测算,因此膳食调查准确性较差。

对于ICU患者来说,进行详细的膳食调查是很困难的。且前期的食物摄入对于处于危重病期间的营养摄入的指导意义不大,因此不建议使用膳食调查法对危重患者进行营养评价。

二、人体测量

人体测量是简便易行的营养评价方法,内容包括体重、身高、皮褶厚度、上臂围、上臂肌围等,可以了解机体的脂肪和肌肉的储备情况。人体测量结果一方面可与正常人群参考值对比,反映患者的营养状况在人群中所处的位置;另一方面可与自身以往的测量进行比较,反映患者在近一段时间内营养状况的变化。人体测量方法简单易行,且测量较为客观,是临床上应用最广泛的,无创营养评估方法。由于身体脂肪肌肉储备变化滞后于短时间内机体营养状况变化,因此人体测量对短期营养状况变化不敏感,不适用于短期住院患者的营养状况变化的评估。

1. 体重与体重指数 体重及体质指数可反映人体脂肪、肌肉的总体状况。体重与体内能量平衡密切相关,是营养状态评价中最简单、最直接、最可靠的指标,也是目前最为主要的营养评定指标。体重测量必须应用经过校准的体重秤,称重时患者应脱鞋,去除大衣、背包、肩包及衣兜中钥匙、硬币等重物件。ICU重症患者测量体重时,可借用能称重的床,并除去床单位重量。很多情况下测量体重的目的是为了发现体重改变的程度,体重改变(%)=[通常体重(kg)–实测体重(kg)]÷通常体重(kg)×100%。体重指数(body mass index, BMI)为实际体重/身高^2(kg/m^2),BMI是反映蛋白质热量营养不良的可靠指标。1997年WHO公布,正常BMI为18.5~24.9, BMI在17.0~18.4为蛋白质热量营养不良I级; BMI在16.0~16.9为蛋白质热量营养不良Ⅱ级; BMI<16为蛋白质热量营养不良Ⅲ级。

2. 身高 测量身高时应让患者直立,双脚站在平面或地面上测量。但尺子应经过校准,但在ICU,重症患者不能用此法测量身高时,可有替代的方法测定: 测手臂的全长,双臂应向身体两侧平举,手掌向前,双臂与地面平行,用尺子从一手中指指尖跨过双肩,在锁骨水平量到对侧中指指尖。测量后,应用下面的公式计算出患者的身高: 身高(in)=0.87×臂长(in)+20.54。

3. 皮褶厚度 皮褶是皮下脂肪的厚度,人体的脂肪有2/3是储存在皮下组织,通过测量皮下脂肪的厚度,可以判断人的肥瘦情况,而且还可以用所得的皮脂肪厚度推测全身的脂肪的数量,来评价人体组成的比例,是衡量个体营养状况和肥胖程度较好的指标。临床上皮褶厚度可以用皮褶厚度仪来测量。皮褶厚度包括: 三头肌皮褶厚度(tricept skinfold, TSF)、肩胛骨下皮褶厚度、腹部皮褶厚度等。TSF正常参考值男性为8.3mm,女性为15.3mm。实测值相当于正常值的90%以上为正常;介于80%~90%之间为轻度亏损;介于60%~80%之间为中度亏损;小于60%为重度亏损。

4. 上臂围与上臂肌围 上臂围(mid-arm circumference)与上臂肌围(mid-arm muscle circumference, MAMC)可反映肌肉储备状况,如果上臂肌围<5%可能存在严重营养不良。MAMC的正常参考值男性为24.8cm,女性为21.0cm。实测值在正常值90%以上时为正常;占正常值80%~90%时,为轻度亏损;60%~80%时,为中度亏损;小于60%时,为重度亏损。

5. 生物电阻抗分析法（bioelectrical impedance analysis，BIA）　BIA是一种可用于临床评估身体营养状态及液体负荷状况的新技术，其原理是电流通过身体时，不导电部分的组织和脂肪及细胞膜会产生阻抗，而非脂肪组织因含水分，其中之电解质的导电性好，借由此导电与不导电之间交互对抗称为阻抗。目前市面上有许多不同生物电阻抗分析仪，有简单的站立式，由脚通电流、手握式，有手通电流，比较精密的手脚皆通电流，更精密的通以不同强弱电流等。BIA可直接检测机体的总体水、细胞内液、细胞外液、瘦体重等，可以用于临床各种状态的患者。由于许多危重症患者存在肢体水肿，而传统的人体测量方法不能很好地区别水肿和脂肪组织，而生物电阻抗法能够更准确地反映机体成分。BIA对于需要时观察和调整干体质量的患者，比如维持性血液透析患者来说，简单、无创、价廉、重复性好、时效性强、甚至能监测人体组分变化的方法用于临床调整干体质量，从而达到改善患者远期预后的目的。

三、实验室检查

实验室检查是更加直观准确地反映机体营养状况的方法。常用的实验室检查指标有血浆蛋白（白蛋白、前白蛋白、转铁蛋白等）、氮平衡以及机体免疫功能检测（淋巴细胞计数等）。实验室检查具有准确客观的优点，敏感性更高。实验室检查结果直接反映了测量时的营养状况，可以直接用于指导当时的营养策略。而且不同医疗机构使用相同测量方法时，测得的结果具有一定的可比性。但是实验室检查结果的影响因素较多，特别是对于危重症患者，急性失血、血液稀释、水肿等情况都可造成实验室检查结果的剧烈变化。因此，需综合考虑病情和营养等多个方面的因素。而且实验室检查结果对远期的营养状况影响不明显，不宜作为预测指标或指导远期营养支持的依据。

1. 血清白蛋白　血清白蛋白水平代表内脏的蛋白质储存，是反映患者营养状态的重要指标，正常范围为≥35g/L，低于30g/L意味着发生中重度营养不良。白蛋白由肝实质细胞合成，肝脏每天合成12g白蛋白，占肝脏分泌蛋白的50%，其合成率虽然受食物中蛋白质含量的影响，也受血浆中白蛋白水平调节，在肝细胞中没有储存，在所有细胞外液中都含有微量的白蛋白。因此，白蛋白反映营养状态欠敏感，且由于其在血中的半衰期较长（15~19天），因此更适合对长期营养不良的评价。此外，其他血浆蛋白如血清前白蛋白、血清转铁蛋白等也可用来辅助判断营养状况。

2. 淋巴细胞总数　营养不良时多为细胞免疫受损，淋巴细胞总数是反映细胞免疫状态的一个简易参数。

3. 氮平衡　氮平衡（NB）是评价机体蛋白质营养状况的可靠与常用指标。氮平衡的计算要求氮的摄入量与排出量都要准确地收集和分析。氮的摄入包括经口摄入、经肠道输入及经静脉输入,其摄入量均可测定。最好采用经典的微量凯氏定氮法定量,亦可采用一些较新而方便的方法,如化学荧光法等测定。

4. 肌酐身高指数(CHI) 肌酐系肌肉中的磷酸肌酸经不可逆的非酶促反应,脱去磷酸转变而来。肌酐在肌肉中形成后进入血液循环,最终由尿液排出。肌酐身高指数是衡量机体蛋白质水平的灵敏指标,CHI测定方法:连续保留3天24小时尿液,取肌酐平均值并与相同性别及身高的标准肌酐值比较,所得的百分比即为CHI。若CHI>90%为正常;80%~90%表示瘦体组织轻度缺乏;60%~80%表示中度缺乏;<60%表示重度缺乏。

四、预后营养指标

预后营养指标(prognostic nutritional index, PNI)用来预测患者在手术后产生并发症的概率。如果PNI<40%是属于低危险群;如果PNI>50%属于高危险群,需等营养状况改善再进行手术。

PNI(%)=158-16.6(Alb)-0.78(TSF)-0.20(IFN)-5.8(DH)

Alb: 血清白蛋白(g/dl)

TSF: 三头肌皮褶厚度(mm)

IFN: 转铁蛋白(mg/dl)

DH: 皮层抗原试验(免疫能力)

　无反应　　DH=0

　硬块<5mm DH=1

　硬块>5mm DH=2

五、量表测评

量表测评按其目的可分为营养筛查和营养评定两种

(一)NRS2002

1. NRS来源 2002年欧洲肠内、肠外营养学会提出营养风险筛查方案(nutritional risk screening, NRS2002),主要用于住院的成年患者。由体质指数(BMI)、近期体重变化、膳食摄入变化和原发疾病对营养状态影响的严重程度四方面构成,同时如果患者年龄在70岁以上,要在总分上加1分。NRS2002评分≥3分则需要制订营养支持计划,评分<3分者暂不进行营养支持,但需定时进行再次营养风险筛查。该方法简便易行,便于临床医生/护士/营养师使用,目前在欧美地区被作为评价住院患者评估营养支持适应证的标准。

2. 使用范围及人群 该量表最初应用于外科患者的手术耐受性和并发症可能性的评估。是由临床营养专业医师或受过严格临床营养技能训练的临床医师以外的人员,如护士,对患者的营养状况初步进行筛查。对存在营养风险的患者由临床医生直接进行肠内外营养支持,由此改善该类患者的临床结局。NRS2002评分虽然适用于住院患者,但是对于重症监护的患者,无一例外地都属于疾病严重程度引起营养需求增加的"3分"范畴。因此,针对危重症患者使用NRS2002营养风险筛查没有区分作用。洪忠新在2012年的《内科急危重症杂志》中也提到,NRS2002应用于危重病领域有其局限性,其评价指标略微有点粗,其总分超过3分就进行肠内、肠外营养支持也有不妥之处:一是营养支持应有恰当的时机,过早会引起过度喂养,将营养物质变成代谢性毒物;二是肠内、肠外营养有很多并发症,尤其肠外营养,单就改善临床结局来讲,最佳途径是经口营养,其次是肠内营养,最后是肠外营养危重患者适宜的营养评价方式仍是传统营养评价。

3. 使用方法及具体量表　该量表使用分为两步,首先进行第一步:初步筛查。见表3-9-1。其中,任何一个问题回答"是",则进行量表2的筛查,如果所有问题均为"否",则患者间隔1周后再次筛查。第二步:最终筛查,包括营养状况受损及疾病严重程度两项内容。评分标准中疾病的严重程度(1分):慢性病的患者由于并发症的发生而住院,虽然身体很虚弱,但是还是可以规律地下床活动。许多患者的蛋白需求增加量可以通过日常饮食或其他方式补充。评分标准中疾病的严重程度(2分):患者由于疾病而卧床,这些患者的蛋白需求增加,例如:较大的腹部外科手术、严重的感染。尽管许多患者需要人工喂养辅助,但是仍然可以满足要求。评分标准中疾病的严重程度(3分):需要辅助呼吸、正性肌力药物的危重症患者的蛋白需求大量增加,大部分的这些患者无法通过人工喂养满足,蛋白质分解和氮损失显著增加。详见表3-9-2。计算总分的步骤:

(1)根据营养状态的削弱程度(选择最差的数值作为评分的基础)和疾病的严重程度(应激代谢会增加营养需求)进行评分。

(2)将2项的评分相加(总分)。

(3)如果患者年龄≥70岁:应在总分的基础上再加1分作为校正。

4.如果年龄校正后的分值≥3分　应给予营养支持。

表3-9-1　2002年欧洲肠内、肠外营养学会营养风险筛查表(初步筛查)

指标	是	否
$BMI(\text{kg/m}^2)<20.5$		
近3个月有体重减轻		
近1周饮食是否减少		
患者是否有严重疾病(如进ICU治疗)		

*任何一个问题回答"是",则进行量表2的筛查,如果所有问题均为"否",则患者间隔1周后再次筛查

表3-9-2　2002年欧洲肠内、肠外营养学会营养风险筛查表（最终筛查）

营养状况受损		疾病严重程度（营养需求增加）	
0分	营养状态正常	0分	正常营养需求
1分	3个月内体重减轻＞5%或近一周饮食量占需求量的50%~75%	1分	髋部骨折、慢性疾病、肝硬化、COPD、血透、糖尿病等
2分	2个月内体重减轻＞5%或BMI在18.5~20.5或近一周饮食量占需求量的25%~50%	2分	腹部大手术、脑卒中、严重肺炎、恶性血液病等
3分	1个月内体重减轻＞5%（或3个月体重减轻＞15%）或BMI＜18.5或近一周饮食量占需求量的0~25%	3分	头部损伤、骨髓移植、ICU患者等

*年龄大于70岁，需要在总分上加1分

**≥3分则需要制订营养支持计划，评分＜3分者暂不进行营养支持，但需定时进行再次营养风险筛查

[量表来源：陈博，伍晓汀．住院病人营养状况监测与评估．中国实用外科杂志，2012，32（2）：161-162．]

（二）主观全面营养评定（subjective global assessment，SGA）

1. SGA来源　1987年Detsky等人提出主观全面评定（subjective global assessment，SGA）是目前国外应用广泛的综合性营养评价方法。该方法省略人体测量和生化检查，主要根据病史和临床检查等方面对住院患者进行营养评定。SGA和许多营养评价中的客观指标的测量结果相关，如感染的发生率，抗生素的使用及住院日等；且SGA有着很高的不同评价人之间的重复性。因此，SGA在住院患者营养评估中得到了广泛的应用。

2. SGA使用范围及人群　SGA最早是为评价消化道手术患者营养状况而设计的，但已成功地应用于评价许多其他患者群体，包括肿瘤患者的营养状况评价，预测并发症发生。SGA设计的目的不是为了筛选营养不良的高危人群，而是用于了解癌症、肾衰竭等慢性患者营养不良的状况，进而为营养治疗提供依据，可供临床营养师、医生、护士等人员使用。SGA评分所说的"主观"是评价者的主观，即评价者依据自己的经验判断患者各项指标的分级，对于经常采用镇静措施的ICU患者来说，由护士直接观察患者来做出判断简单易行，是较适合应用于ICU患者的量表。但是有些条目涉及患者的饮食习惯、既往症状及活动等，需要询问患者及家属做出判断。

3. 使用方法及量表　SGA量表内容主要包括8项。最后评定者根据主观印象进行营养等级评定，A级为营养良好，B级为轻度到中度营养不良，C级为重度营养不良。见表3-9-3。

表3-9-3 主观全面评定表

指标	A级	B级	C级
1. 近期(2周)体重改变	无/升高	减少<5%	减少>5%
2. 饮食改变	无	减少	不进食/低能量流质
3. 胃肠道症状	无/食欲不减	轻微恶心、呕吐	严重恶心(持续2周计)、呕吐
4. 活动能力改变	无/减退	能下床活动	卧床
5. 应激反应	无/低度	中度	高度
6. 肌肉消耗	无	轻度	重度
7. 三头肌皮褶厚度	正常	轻度减少	重度减少
8. 踝部水肿	无	轻度	重度

*上述8项中,至少5项属于C或B级者,可分别定为重度或中度营养不良

(量表来源: 高凤莉. 头颈部肿瘤患者放疗期间营养状态及营养干预效果的研究. 北京: 北京协和医学院,2008.)

(三)其他营养不良评估工具

1. 营养不良筛查工具(malnutrition universal screening tool, MUST) 营养不良筛查工具(malnutrition universal screening tool, MUST)是2000年由英国肠内、肠外营养协会提出的营养筛查工具。主要用于社区成年人,目前也有将之应用于医院患者的营养筛查。总分0分表示无或低度营养不良风险,需要间隔一段时间后再次筛查; 1分表示中度营养不良风险,需要记录其3天的膳食情况,进一步评估; 2分表示高度营养不良风险,需要转诊,营养相关人员对其进行营养指导或支持。见表3-9-4。

表3-9-4 营养不良筛查工具(MUST)

项目	0分	1分	2分
体质指数(kg/m^2)	>20	18.5~20	<18.5
体重减少(过去3~6个月内)	<5%	5%~10%	>10%
疾病引起饮食减少(>5天)	无		有

2. 微型营养评定简表(short-form mini-nutritional assessment, MNA-SF) MNA是Guigoz等人于1996年提出,主要用于老年人营养状态的评定。2001年Guigoz等在MNA的基础上选择部分条目形成MNA-SF,用于老年人的营养筛查。MNA-SF共6项,包括进食情况、活动能力、近期体重变化、*BMI*、疾病和应激情

况等几方面。具体条目及评分见表3-9-5。总分≥12分为正常或无营养不良风险；总分<12分表示可能存在营养不良，需要进一步营养评估。目前已普遍被国外医疗机构用于老年人营养不良的早期筛查。

表3-9-5　微型营养评定简表

测定指标	0分	1分	2分	3分
1. 近3个月内有无食欲减退、消化不良、咀嚼吞咽困难等引起进食减少	严重进食减少	中度进食减少	无	
2. 近1个月体重减轻	>3kg	不知道	1~3kg	无
3. 活动能力	卧床或轮椅	能活动但不愿活动	外出活动	
4. 近3个月有应激或急性疾病	是		否	
5. 神经精神疾病	严重痴呆或抑郁	轻度痴呆	没有	
6. BMI（kg/m²）	<19	19~21	21~23	≥23

使用MNA-SF对ICU患者进行评分时，也存在于NRS2002相似的问题，所有患者的第三项和第四项都为0分，其余四项相加最高分为10分，即所有ICU患者得分最高为10分，均存在营养不良可能。因此，没有区分作用。

六、小结

综上所述，在现有的方法中，缺少专门针对ICU患者设计的营养评估工具。因ICU患者病情复杂，在临床上评估患者营养状况时，可使用多种工具进行联合营养评估，如可选择结合人体测量和实验室指标，并使用主观全面营养评定（SGA）或营养筛查的方法全面评估ICU患者的营养状况，确定营养不良的类型及程度，估计营养不良所致后果的危险性，并检测营养支持的疗效。

七、案例应用

患者男性，65岁，因主诉"三个月前开始进行性吞咽困难，近一个月只能进食米汤类食物"入院，入院诊断为食管癌。家属描述患者入院时体重为70kg，入院测得体重为55kg，身高170cm。患者既往曾有冠心病10年，血脂高5年，糖尿病病史3年。患者择期行三切口食管癌，术后因合并基础疾病较多转入外科监护病房。目前状况：术后第3天，生命体征正常，今日化验检查血清白蛋白25g/L，禁食水，胃管持续胃肠减压，偶有恶心呕吐，暂无明显的水肿征象，三头肌皮褶厚度测量为5.5mm。请结合实验室检查及主管全面营养评定（SGA）方法评估患者营养状况。

117

案例分析: 患者血清白蛋白水平25g/L,提示患者有可能有中重度营养不良状态。但白蛋白指标受多种因素影响,应结合其他量表进行全面评估。可采用SGA方法进行评估。评估结果见表3-9-6。

表3-9-6 患者SGA评估结果

指标	情况	分级
1.近期(2周)体重改变	减少>5%	C级
2.饮食改变	不进食/低能量流质	C级
3.胃肠道症状	轻微恶心、呕吐	B级
4.活动能力改变	卧床	C级
5.应激反应	无/低度	A级
6.肌肉消耗	轻度	B级
7.三头肌皮褶厚度	中度减少	B级
8.踝部水肿	无	A级

患者有6项评估为B或C级,为中度营养不良状态。

第十节 吞咽功能评估工具

吞咽障碍是指由多种原因引起的、可发生于不同部位的吞咽时咽下困难。多种神经系统疾病,如脑血管疾病、帕金森病、痴呆等,可以引起吞咽障碍,吞咽障碍导致窒息、误吸、营养不良的发生率增加,从而延长住院时间、增加患者家庭及社会负担,严重影响患者的生活质量,甚至造成患者死亡。有研究显示,误吸的筛查能够将肺炎发生的危险下降至少一倍。脑卒中救治指南中推荐患者入院24小时内即接受误吸风险的评估。因此,床旁检查方法对吞咽障碍的筛查具有重要意义。然而多数吞咽功能评估工具均要求患者意识清楚且能够配合试验,不适合意识障碍和认知功能障碍的患者。危重症患者多伴有意识不清、肠内营养、机械通气、镇静药物等,有学者提出,从临床意义角度出发,对于鼻饲、意识障碍、肺部疾患的患者,不需要评估工具即可判定存在误吸的风险,但是,吞咽障碍的筛查对于误吸风险分级具有研究意义。临床工作中,应针对患者的具体情况,选择合适的评估工具评估患者吞咽功能的变化并给予干预,将对吞咽障碍的管理起着重要的作用。

目前国内对吞咽功能障碍的评估主要有两种类型,一类供康复专业人员使用,目的是对吞咽障碍进行定性和定量诊断评估,内容繁多、技术复杂; 另一类供临床医生和护士使用,目的是初步筛选出有吞咽障碍的患者,引起临床工作者的重视。护理人员需要操作程序简单易行、容易掌握、易执行、耗时短的吞咽功能评估工具。本节将介绍几种吞咽功能评估量表。

一、标准吞咽功能评定量表

标准吞咽功能评定量表(standardized swallowing assessment,SSA)由Ellul等首先报道,由南曼彻斯特大学医学院语言治疗科的Smithard DG和Watt R编写。用于评定患者的吞咽功能,评定内容由易到难,可避免引起部分重度吞咽障碍患者的强烈反应。同时,该评定不需要专门的设备,使用方便,可定量反应患者的吞咽功能,国内外应用广泛,具有良好的信效度。

量表分为三个部分:①临床检查,包括意识、头与躯干的控制、呼吸、唇的闭合、软腭运动、喉功能、咽反射和自主咳嗽,总分8~23分;②让患者吞咽5ml水3次,观察有无喉运动、重复吞咽、吞咽时喘鸣及吞咽后喉功能等情况,总分5~11分;③如上述无异常,让患者吞咽60ml水,观察吞咽需要的时间、有无咳嗽等,总分5~12分;该量表的最低分为18分,最高分为46分,分数越高,说明吞咽功能越差,见表3-10-1。

表3-10-1　标准吞咽功能评价量表(SSA)

第一步　初步评价

意识水平	1=清醒
	2=嗜睡,可唤醒并做出言语应答
	3=呼唤有反应,但闭目不语
	4=仅对疼痛刺激有反应
头部和躯干部控制	1=能正常维持坐位平衡
	2=能维持坐位平衡但不能持久
	3=不能维持坐位平衡,但能部分控制头部平衡
	4=不能控制头部平衡
唇控制(唇闭合)	1=正常　　　2=异常
呼吸方式	1=正常　　　2=异常
声音强弱(发[a]、[i]音)	1=正常　　　2=减弱　　　3=消失
咽反射	1=正常　　　2=减弱　　　3=消失
自主咳嗽	1=正常　　　2=减弱　　　3=消失
合计	分

第二步　饮一匙水（量约5ml），重复3次

口角流水	1=没有/1次	2=>1次	
吞咽时有喉部运动	1=有	2=没有	
吞咽时有反复的喉部运动	1=没有/1次	2=>1次	
咳嗽	1=没有/1次	2=>1次	
哽咽	1=有	2=没有	
声音质量	1=正常	2=改变	3=消失
合计	分		

附注：如果该步骤的3次吞咽中有2次正常或3次完全正常，则进行下面第3步：

第三步　饮一杯水（量约60ml）

能够全部饮完	1=是	2=否	
咳嗽	1=无/1次	2=>1次	
哽咽	1=无	2=有	
声音质量	1=正常	2=改变	3=消失
合计	分		

（该量表来源：李重庆."舌三针"结合康复训练治疗不同期中风后吞咽困难的临床研究. 广州：广州中医药大学，2012.）

二、X线电视透视吞咽功能检查

X线电视透视吞咽功能检查（vivideo fluoroscopy swallowing study，VFSS）由Logemann首次提出，至今仍应用于大多数临床机构。吞咽造影检查被认为是诊断吞咽障碍首选的和理想的方法，常被认为是评价吞咽障碍的"金标准"，它不仅可以发现吞咽障碍的结构性或功能性异常的病因及其部位、程度和代偿情况，有无误吸等，而且是选择有效治疗措施和观察治疗效果的依据。

方法：用混合钡的香蕉泥为稠糊状食物替代品，用涂有稠钡的饼干作为同体形态食物的替代品。受试者均坐或立于踏板上，头部自然直立位，依次吞咽稠、浓、稀、固体钡剂，从1ml开始，逐渐增加至5~10ml。每一剂量均进行前后位及侧位的电视透视检查，一旦出现误吸立即停止进一步的测试。侧位像用于分析吞咽器官的功能，前后位像用于评估吞咽运动的对称性。由影像医师进行图像分析。电视透视检查主要观察项目有：①口阶段：唇闭合、食团形成及舌运动情况；吞咽完成情况；舌与软腭接触是否完全；口通过时间。②咽阶段：吞咽发射启动情况；喉升降程度、会厌下倾度；会厌谷、梨状窝钡剂是否滞留；

声门能否关闭完全、有无鼻反流；误吸及安静误吸有无发生、有无声门上穿透；咽通过时间；环咽段开放情况。

VFSS吞咽困难严重程度评价：①正常：口咽吞咽的功能机制全部正常，无声门上穿透和误吸。②轻度：口或咽的功能障碍仅导致间断的声门上穿透，并立即清除。③中度：口或咽的功能障碍导致持续的声门上穿透，伴喉前庭滞留或者2次及以下1种黏度食物误吸。④重度：口或咽的功能障碍导致1种或以上黏度食物的持续误吸。

（VFSS来源：汪进丁.急性脑梗死部位及面积与吞咽障碍的关系.南昌：南昌大学，2009.）

三、弗勒明吞咽障碍指数

该评定方法分为16个项目，分别赋予1、2、3分，总分共33分，得分越高吞咽障碍越严重。评价：0~2分吞咽障碍的可能性较小；3~5分有吞咽障碍的可能性，需要护理；6~9分吞咽障碍的可能性较大；10分以上确有吞咽障碍，而且程度较重，见表3-10-2。

表3-10-2　弗勒明吞咽障碍指数

项目	分值（分）
X线检查有吸入性肺炎	3
视频X线透视有食物侵入喉部	3
用颜色标记的食物从气管切开孔处吸出	3
有吞咽障碍的主诉	3
脱水症状	3
由于误吸而采用鼻导管、胃造瘘管等供给营养	2
入院时的体重比标准体重低10%以上	2
住院期间体重每周减少1.45kg以上	2
X线检查证实食物滞留、反流等	2
由于食物滞留、反流或狭窄而需行扩张术	2
由于食物滞留、反流或狭窄而需改变食物形态	2
主诉难以吞咽	2
有必要保持进食时的体位	1
无牙或咬合不好或进食时不用义齿	1
义齿不合适，由于感觉不好故不接受义齿，牙龈溃疡	1
不能吃普通的食物	1

（该量表来源：王曙红.临床护理评价量表及应用.长沙：湖南科学技术出版社，2011.）

四、洼田饮水试验

日本学者洼田俊夫提出的,分级明确清楚,操作简单,利于选择有治疗适应证的患者。但是该检查根据患者主观感觉,与临床和实验室检查结果不一致的很多,并要求患者意识清楚并能够按照指令完成试验,见表3-10-3。

表3-10-3　洼田饮水试验

患者端坐,喝下30ml温开水,观察所需时间和呛咳情况。

项目	分级
能顺利地1次将水咽下	1级(优)
分2次以上,能不呛咳地咽下	2级(良)
能1次咽下,但有呛咳	3级(中)
分2次以上咽下,但有呛咳	4级(可)
频繁呛咳,不能全部咽下	5级(差)

正常:1级,5秒之内;可疑:1级,5秒以上或2级;异常:3~5级

疗效判断标准:①治愈:吞咽障碍消失,饮水试验评定1级;②有效:吞咽障碍明显改善,饮水试验评定2级;③无效:吞咽障碍改善不显著,饮水试验评定3级以上。

(该试验来源:张艳秋.脑卒中患者吞咽困难、营养状况评估及营养支持治疗的临床研究.天津:天津医科大学,2008.)

五、洼田吞咽能力评定法

该表提出3种能减少误吸的条件,根据患者需要条件的多少及种类逐步分级,分为1~6级,级别越高吞咽障碍越轻,6级为正常,见表3-10-4。

评定条件:帮助的人,食物种类,进食方法和时间。疗效判定标准:①无效:治疗前后无变化;②有效:吞咽障碍明显改善,吞咽分级提高1级;③显效:吞咽障碍缓解2级,或接近正常。

表3-10-4　洼田吞咽能力评定法

项目	分级
任何条件下均有吞咽困难和不能吞咽	1级
3个条件均具备则误吸减少	2级
具备2个条件则误吸减少	3级
如选择适当食物,则基本上无误吸	4级
如注意进食方法和时间基本上无误吸	5级
吞咽正常	6级

(该评定来源:王曙红.临床护理评价量表及应用.长沙:湖南科学技术出版社,2011.)

六、吞咽功能障碍评价标准

吞咽功能障碍评价标准仍然是日本的洼田提出的,注重于吞咽肌的临床评定,以肌力减弱的程度分为4级,1级为正常肌力,见表3-10-5。

疗效评价标准:①完全恢复:吞咽功能达到1级;②基本恢复:由3级或4级提高到2级;③有效:由4级提高到3级。

表3-10-5　吞咽功能障碍评价标准

吞咽肌	分级
舌肌	1级:可紧抵上腭及左右牙龈
	2级:可紧抵上腭但不能抵左右牙龈
	3级:可上抬但不能达上腭
	4级:不能上抬
咀嚼肌及颊肌	1级:可左右充分偏口角,鼓气叩颊不漏气,上下牙齿咬合有力
	2级:鼓气叩颊漏气,上下牙齿咬合一侧有力一侧力弱
	3级:鼓气扣不紧,有咬合动作,但力弱
	4级:鼓气完全不能,咬合动作不能
咽喉肌	1级:双软腭上举有力
	2级:一侧软腭上举有力
	3级:软腭上举无力
	4级:软腭不能上举

(该标准来源:王曙红.临床护理评价量表及应用.长沙:湖南科学技术出版社,2011.)

七、吞咽功能分级标准

吞咽功能分级标准是日本学者才藤结合康复锻炼方法制订的,该量表将症状和康复治疗的手段相结合,对临床指导价值较大。不需要复杂的检查手段,一定程度上简化了评价方法。疗效评价方法:无效,治疗后无得分增加;有效,治疗后得分增加1级,见表3-10-6。

表3-10-6 吞咽功能分级标准

分级	项目
1级	唾液误咽: 连唾液都产生误咽,有必要进行持续的静脉营养,由于误咽难以保证患者的生命稳定性,并发症的发生率很高,不能试行直接训练
2级	食物误咽: 有误咽,改变食物的形态没有效果,水和营养基本上由静脉供给,长期管理应积极进行胃造瘘,因单纯的静脉营养就可以保证患者的生命稳定性,这种情况尽管间接训练不管什么时间都可以进行,直接训练要在专门设施进行
3级	水的误咽: 有水的误咽,使用误咽防止法也不能控制,改变食物形态有一定的效果,吃饭只能吃咽下食物,但摄取的能量不充分。多数情况下需要静脉营养,全身长期的营养管理需要考虑胃造瘘,如果能采取适当的摄食咽下方法,同样可以保证水分和营养的供应,还有可能进行直接咽下训练
4级	机会误咽: 用一般的方法摄食吞咽有误咽,但经过调整姿势或一口量的调整和咽下代偿后可充分防止误咽。包括咽下造影没有误咽,仅有多量的咽部残留,水和营养主要经口摄取,有时吃饭需要选择调整食物,有时需要间歇性地补给静脉营养,如果用这种方法可以保持患者的营养供给就需要积极地进行咽下训练
5级	口腔问题: 主要是吞咽口腔期的中度或重度障碍,需要改善咀嚼的形态,吃饭的时间延长,口腔内残留食物增多,摄食吞咽时需要他人的提示或者监视,没有误咽。这种程度是吞咽训练的适应证
6级	轻度问题: 摄食咽下有轻度问题,摄食时有必要改变食物的形态,如因咀嚼不充分需要吃软食,但是口腔残留得很少,不误咽
7级	正常范围: 摄食咽下没有困难,没有康复医学治疗的必要

(该标准来源: 王曙红. 临床护理评价量表及应用. 长沙: 湖南科学技术出版社,2011.)

八、GUSS吞咽功能评估表

1. 来源 洼田饮水、藤岛一郎等吞咽功能评估工具仅包含了对液体吞咽进行测试,未能全面反映各种性状食物的吞咽情况。Michaela Trapl在此基础上研制了吞咽功能评估工具(gugging swallowing screen, GUSS),全面评价了各种性状的食物,包括半固体、液体和固体食物的吞咽情况,并根据吞咽障碍程度推荐了详细的饮食指导,对吞咽障碍患者入院后的护理有较大指导意义。肖树芹对中文版GUSS吞咽功能评估量表的信效度进行检验,得出中文版GUSS信度和效度良好,适合在中国对脑血管病患者的吞咽功能进行评估。

2. 适用范围及人群 适用于对脑血管病患者的吞咽功能进行评估。

3. 使用方法及具体量表,见表3-10-7。

表3-10-7　吞咽功能评估表（GUSS）

1. 初步检查/间接吞咽测试（患者取坐位，至少60°）

	是	否
警惕 （患者是否有能力保持15分钟注意力）	1 □	0 □
主动咳嗽/清嗓子 （患者应该咳嗽或清嗓子两次）	1 □	0 □
吞咽口水： ● 成功吞咽 ● 流口水 ● 声音改变 （嘶哑，过水声，含糊，微弱）	1 □ 0 □ 0 □	0 □ 1 □ 1 □
总计：	5分	
分析：	1~4分：进一步检查 5分：进入第二步	

2. 直接吞咽测试（材料：水，茶匙，食物添加剂，面包）

按下面的顺序：	1→	2→	3→
	糊状食物 ★	液体食物 ★★	固体食物 ★★★
吞咽： ● 不能 ● 延迟（>2秒，固体>10秒） ● 成功吞咽	0 □ 1 □ 2 □	0 □ 1 □ 2 □	0 □ 1 □ 2 □
咳嗽（不由自主）： （在吞咽前，时，吞咽后—3分钟） ● 是 ● 否	0 □ 1 □	0 □ 1 □	0 □ 1 □
流口水 ● 是 ● 否	0 □ 1 □	0 □ 1 □	0 □ 1 □
声音改变:（听患者吞咽之前和之后的声音，他应该说"O"） ● 是 ● 否	0 □ 1 □	0 □ 1 □	0 □ 1 □

续表

按下面的顺序:	1→	2→	3→
	糊状食物 ★	液体食物 ★★	固体食物 ★★★
总计:	5分	5分	5分
	1~4分: 进一步检查[1] 5分: 继续用液体	1~4分: 进一步检查[1] 5分: 继续用固体	1~4分: 进一步检查[1] 5分: 正常
总合计(直接和间接吞咽测试): _____ (20分)			

★	首先给予患者1/3~1/2勺半固体(类似布丁的食物) 如果给予3~5勺(1/2勺)没有任何症状,则进行下面的评估
★★	3,5,10,20ml水—如果没有症状继续给50ml水应该以患者最快速度进食 (Daniels等2000年, Gottlieb等1996等)评估和调查时得出的一个标准
★★★	临床: 一小片干面包,重复5次,10s钟时间限制包括口腔准备期 内镜: 蘸有色液体的干面包
1	使用透视做吞咽检查(VFES) 使用内镜做吞咽检查(FEES)

GUSS——评价

	成绩	严重后果	建议
20	成功吞咽糊状、液体和固体食物	轻微的或没有吞咽困难,吸入性肺炎的可能性最小	• 正常饮食 • 定时给予液体食物(第一次在语言治疗师或有经验的神经科护士监督下进食)
15 ~ 19	成功吞咽糊状、液体食物,但不能成功吞咽固体食物	轻微吞咽困难,有很小的吸入性肺炎的风险	• 吞咽障碍饮食(浓而软的食物) • 比较慢地摄入液态食物——一次一口 • 使用透视(VFES)或内镜(FEES)做吞咽检查 • 听语言治疗师的指导
10 ~ 14	吞咽糊状食物成功,但不能吞咽液体和固态食物	有些吞咽困难,有吸入性肺炎的可能	吞咽困难的饮食顺序: • 固态的如同婴儿的食物,额外的静脉营养 • 所有的液态食物必须浓 • 药丸必须研碎混入浆液 • 禁用液态药物

续表

	成绩	严重后果	建议
			• 进一步吞咽功能评估(透视,内镜) • 语言治疗师的指导 补充包括可以经鼻胃管或静脉营养
0 ~ 9	初步调查不成功或不能吞咽糊状食物的	严重吞咽困难,有较高吸入性肺炎的风险	• NPO(禁止经口进食) • 进一步吞咽功能评估(透视,内镜) • 语言治疗师指导 补充包括可以经鼻胃管或静脉营养

（该量表来源: 黄晨达. 早期肠内营养支持对急性缺血性卒中伴吞咽困难患者的影响. 南昌: 南昌大学, 2009. ）

九、临床护理用吞咽功能评估工具

在吞咽障碍的管理过程中,准确评估患者、及早发现吞咽障碍是最重要的。护士是最直接接触患者的医务人员,研制适合护理人员用的评估工具有重要的临床意义。黄宝延等研制的临床护理用吞咽功能评估工具(clinical nursing swallowing assessment tool, CNSAT),具有较好的信度和效度。它包括6个条目,每个条目根据症状严重程度分为A~D 4个等级,每个等级有相应得分,邻近两级之间得分相差2分。总得分最低为0分,最高36分。4分为吞咽功能可疑,6分设定为初步判断吞咽障碍的临界值,见表3-10-8。

吞咽功能评估工具在早期发现和评估脑卒中患者的吞咽障碍应用较广。是脑卒中评价和治疗中重要组成部分。VFSS是吞咽功能评估的金标准,而吞咽功能评估量表能够定量评估吞咽困难的变化。张婧对脑卒中后吞咽困难9个评价量表的信度和效度研究中指出,临床上可首选洼田吞咽能力评定量表,该量表信效度较好,并能预测整组患者的结局、误吸、住院期间的肺炎及出院时的营养状态。

表3-10-8　临床护理用吞咽功能评估工具

条目	得分(分)
1. 口唇	
a. 能张开、闭合且闭合有力	0
b. 能闭合但闭合力弱	2
c. 一侧不能完全闭合	4
d. 完全不能闭合、不能张开	6

续表

条目	得分（分）
2. 舌	
a. 舌运动范围正常且灵活性好	0
b. 舌运动灵活性差	2
c. 舌运动范围受限	4
d. 舌不能运动	6
3. 流涎	
a. 没有流涎	0
b. 喝水时轻微流涎	2
c. 倾身或精力不集中时流涎	4
d. 流涎明显	6
4. 喉	
a. 喉提升正常（30秒内能完成3次空吞咽）	0
b. 喉提升减慢、减弱	2
c. 喉提升不充分（吞咽时不能越过示指）	4
d. 无吞咽动作	6
5. 咳嗽	
a. 可随意有力地咳嗽	0
b. 有微弱的咳嗽	2
c. 指令下无咳嗽	4
d. 无咳嗽	6
6. 饮水试验，给三茶匙温水（约3ml/匙），患者	
a. 无呛咳	0
b. 有轻微的呛咳	2
c. 有剧烈的呛咳	4
d. 不能评估（如口唇紧闭、无吞咽动作、流涎明显等）	6

［该工具来源：黄宝延，沈宁，李胜利，等. 临床护理用吞咽功能评估工具的信效度研究. 中华护理杂志，2007，42（2），127-130.］

十、案例应用

患者男，56岁，因"言语不清，伴右侧肢体活动不利九个月余"入院。患者于2013年8月23日疲劳诱因下突发右侧肢体麻木活动不利,当即有恶心呕吐,二便失禁,于当地医院急查头颅CT示"脑出血",出血量约38ml,测血压180/130mmhg,于急诊行"去颅瓣减压术"。术后患者昏迷,呼之不应,于当地医院重症监护病房行气管切开治疗。二十余日后行高压氧治疗,二十余日后患者神志渐清,但遗留右侧肢体功能障碍。专科检查:神志清楚,语言欠流畅,听力可理解,能简单对答,但注意力不能长时间集中,左侧肢体肌力、肌张力、关节活动度未见明显异常。初步诊断:1.脑出血后遗症,右侧肢体功能障碍;2.高血压Ⅲ级(极高危)。该患者需由家属或护士辅助下进食,可进食半流食,进食时间不宜过长。请用洼田吞咽能力评定量表评估。

案例分析:首先列出洼田吞咽能力评定量表

项目	分级
任何条件下均有吞咽困难和不能吞咽	1级
3个条件均具备则误吸减少	2级
具备2个条件则误吸减少	3级
如选择适当食物,则基本上无误吸	4级
如注意进食方法和时间基本上无误吸	5级
吞咽正常	6级

该患者需由家属或护士辅助下进食,具备评定条件帮助的人;可进食半流食,具备评定条件食物的种类;进食时间不宜过长,具备评定条件进食方法和时间。三个评定条件均具备能够减少误吸,因此,该患者吞咽能力评定为2级。

第十一节 疼痛评估工具

重症监护病房(intensive care unit, ICU)收治的危重症患者经常遭受到各种性质和不同部位的疼痛。疼痛是一种令人不愉快的主观感受和情绪上的体验,2001年,国际疼痛协会(International Association for the Study of Pain, IASP)将其定义为:疼痛是一种不愉快的情感体验,伴或不伴有实际或潜在的组织损伤。正在经历疼痛的人对疼痛的描述最具有发言权。MCCAFFERY等将疼痛定义为"一个人说他感觉到痛,这就是疼痛;他说疼痛仍然存在,疼痛就仍然存在"。中华医学会《疼痛临床诊疗指南》对疼痛的定义为"疼痛是病理生理、心理、文化修养和生活环境等诸多因素,通过神经中枢对这些信息的调整和处理,最终得出的主观感受"。大部分患者在ICU期间经历了中到重度疼痛,未有效控制的疼痛对患者的疾病康复、生理及心理功能都产生着很大的影响,甚至对出院后ICU患者的生活也会造成持续影响,有部分患者表示转出ICU后仍然记得ICU期间的疼痛经历。ICU患者疼痛的诱发因素包括:原发疾病、各种监测、治疗手段(显性因素)和长时间卧床制动及气管插管(隐匿因素)等。危重患者疼痛的评估和管理具有重要的临床意义。JCAHO规定自2001年1月1日起,疼痛被确认为继呼吸、脉搏、体温和血压之后的"人类第五大生命指征",甚至有专家呼吁,疼痛治疗是一种基本的人权。

准确评估是疼痛管理的第一步。在《术后疼痛管理循证实践指导》一书中,提到在美国,疼痛得不到有效治疗的原因多为对疼痛及疼痛缓解的错误评估。理想的疼痛评估需从多方面着手。全面的疼痛评估的内容应包括疼痛的部位、疼痛强度、疼痛性质、疼痛持续时间、加重及减轻疼痛的因素、疼痛对生活的影响等。疼痛的评估方法有很多,不同的量表适合不同的条件,护士应使用各种评分方法来随时评估疼痛程度和治疗反应,定期进行、完整记录。最可靠有效的评估指标是患者的自我描述,即患者的主诉,是疼痛评估和诊断的"金标准"。常用的主观疼痛评分方法有:视觉模拟量表(visual analogue scale,VAS),数字评定量表(number rating scale,NRS),以及综合视觉和数字制订的面部表情评定量表(FPS)等。然而在ICU内的部分危重患者由于昏迷、机械通气、镇静等无法通过语言主动表达自己的疼痛,使得ICU患者的疼痛评估较为复杂和困难。针对意识不清或无法以言语表达疼痛主观感受的患者,应结合相关的客观指标来评估患者的疼痛情况。客观疼痛评估是指应用单维或多维的观察工具对患者进行疼痛评估,近年来在国外发展了一些客观疼痛评估的工具,比如行为疼痛量表(behavioral pain scale,BPS)、重症监护疼痛观察工具(critical-care pain observation tool,CPOT)、非语言疼痛评估工具(nonverbal pain assessment scale,NPAT)等。

美国疼痛治疗护理协会(American Society for Pain Management Nursing,ASPMN)推荐对危重患者疼痛评估技术的优先级别依次为:①患者主诉;②寻找疼痛的潜在原因;③观察患者的行为;④代理人主诉疼痛及行为或活动改变;⑤镇痛试验。因此,对于ICU患者,首先应选择NRS、VAS等主观疼痛评估工具,在不能获得患者主诉时可以选择客观疼痛评估工具,如BPS、CPOT等。为了便于护理人员理解,本章将疼痛评估方法分为主观疼痛评估方法及客观疼痛评估方法进行分类介绍。

一、主观疼痛评估方法

(一)视觉模拟法(VAS)

视觉模拟法(visual analogue scale,VAS)是各种痛觉评分中最敏感的方法。该法一般设计为一条长10cm的直线,在直线的两端分别用文字注明,0为无痛,

10为剧痛。使用时由患者根据自己的疼痛感受在线上标记出疼痛程度，见图3-11-1。该方法首先由Huskission首先发现并确认有效，目前已经发展出很多改良版本，比如在量尺上增加可以自由滑动的游标和将量尺设置成竖直形式以便于卧床患者应用。VAS的信度已经被许多研究所证实，具有较高的信效度。

虽然VAS简单易行、有效，相对比较客观而且敏感，但需要抽象思维，用笔标记线时需要必要的感觉、运动及知觉能力，在老年人、儿童、精神错乱和服用镇静剂的患者，以及晚期癌痛患者情绪不好时，一般难以完成VAS评价。因此，VAS可能不适合于文化程度较低或认知损害者，一般适用于8岁以上，能够正确表达自己感受和身体状况的患者。当VAS用于抽象思维能力轻度受损者时，垂直型较水平型更好。

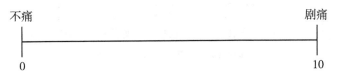

图3-11-1　主观模拟评分表（VAS）

（二）0~10数字疼痛强度量表（numerical rating scale，NRS）

NRS是应用范围最广的单维度评估量表。它是在VAS基础上发展而来的，是VAS方法的一种数字直观的表达方法。使用一个从0~10的点状标尺，0代表不疼，10代表疼痛难忍，患者可以从上面选一个数字描述疼痛，见图3-11-2。通常可用疼痛与睡眠的关系来提示疼痛的强度，若疼痛完全不影响睡眠，疼痛应评为4分以下，为轻度痛；若疼痛影响睡眠但仍可自然入睡，疼痛应评为4~6分，为中度痛；若疼痛导致不能睡眠或睡眠中痛醒，需用镇痛药物或其他手段辅助帮助睡眠，疼痛应评为7~10分，为重度痛。

这种方法较VAS更加直观、简便，容易被患者理解，因此明显减轻了医务人员的负担，是一种简单有效和最为常用的评价方法，其在评价老年患者急、慢性疼痛的有效性及可靠性上已获得证实。NRS具有较高信度与效度，易于记录，可重复，易领会，小至5岁的儿童、只要会数数或对数字有一些认识的孩子，都能采取此种方法。该法的不足之处是患者容易受到数字和描述字的干扰，且个体随意性较大，降低了其灵敏性和准确性。

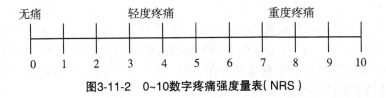

图3-11-2　0~10数字疼痛强度量表（NRS）

（三）语言评分法（verbal rating scale，VRS）

语言评分法（verbal rating scale，VRS）由数个按照等级排列的描述疼痛的词语组成，通常见到的是5点口述分级评定法（the 5-point verbal rating scales，VRS-5），将疼痛分为：①轻微的疼痛；②引起不适感的疼痛；③具有窘迫感的疼痛；④严重的疼痛；⑤剧烈的疼痛。见图3-11-3。另外，尚有VRS-4（简便易理解但不精确）、VRS-6（客观便于理解）等语言评分方法。本方法是通过患者口述描绘评分，让患者根据自身的疼痛强度选择相应关键词，但精确度不够，在临床上患者常常感到准确选择描绘疼痛强度的词汇有困难，从而不能满足疼痛管理和随访的要求。

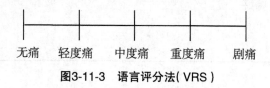

图3-11-3 语言评分法（VRS）

（四）面部表情评分法（faces pain scale，FPS）

面部表情量表包括一系列进行性痛苦的面部表情，从微笑到哭泣，由患者选择代表其疼痛强度的面部表情，见图3-11-4。该评估方法适合3岁及以上人群，没有特定的文化背景和性别要求，容易理解和掌握。其特别适合应用于急性疼痛者、老人、小儿、表达能力丧失者。

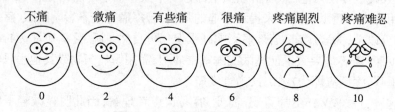

图3-11-4 面部表情评分法（FPS）

（五）长海痛尺

长海痛尺是由第二军医大学附属第一医院根据自己的临床经验及应用体会，制定出的新的评估工具。它是将数字疼痛量表（NRS）和口述分级评分法（VRS-5）有机结合的一种疼痛评估方法，在VAS-5的基础上，对疼痛标尺做出具体解释。使患者更容易接受，结果相对准确。国内外有文献报道视觉模拟量表（VAS）、描述疼痛量表（VRS）及数字疼痛量表（NRS）之间良好的相关性。该量表的优点在于既可以避免单用0~10痛尺评估时随意性过大的问题，又解决了单用0~5痛尺评估时精度不够的问题，易于为护士和患者接受，提高了疼痛评估的准确性（见图3-11-5）。

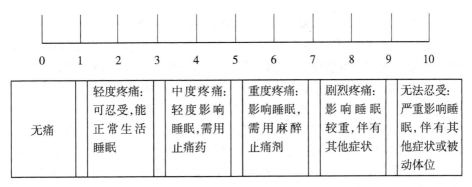

| 无痛 | 轻度疼痛:可忍受,能正常生活睡眠 | 中度疼痛:轻度影响睡眠,需用止痛药 | 重度疼痛:影响睡眠,需用麻醉止痛剂 | 剧烈疼痛:影响睡眠较重,伴有其他症状 | 无法忍受:严重影响睡眠,伴有其他症状或被动体位 |

图3-11-5　长海痛尺

(六)术后疼痛评分法(Prince - Henry评分法)

Prince -Henry 评分法主要用于胸腹部手术后疼痛的测量。该方法分为5级,从0分到4分,分值越高,代表疼痛强度越大。也可用于镇痛效果的观察:0~1分为优,2分为良,3分为有效,4分为无效,见表3-11-1。

表3-11-1　术后疼痛评分法

分值	描述
0	咳嗽时无疼痛
1	咳嗽时有疼痛
2	安静时无疼痛,深呼吸时有疼痛
3	安静状态下有较轻疼痛,可以忍受
4	安静状态下有剧烈疼痛,难以忍受

(来源:王曙红.临床护理评价量表及应用.长沙:湖南科学技术出版社,2011: 216-221.)

(七)McGill疼痛情况调查表(MPQ)及简化的McGill疼痛问卷(SF-MPQ)

1. McGill量表来源　McGill(McGill pain questionnaire, MPQ)疼痛情况调查表是目前所使用的涉及内容最广泛的多维度评分法之一。评估的内容包括疼痛的情感及感觉,疼痛的部位、强度、时间特性等。MPQ目前已广泛使用于临床和疼痛研究。除了疼痛描述语外,还包括评估疼痛空间分布的身体线图以及现存疼痛强度(present pain intensity, PPI)的测量。MPQ采用的是调查表形式,表内包括人体图像指示疼痛的部位,附有78个分为4个组20个亚类分别表达从时间、空间、压力、热和其他性质等方面来描述疼痛的感觉特性的词(1~10组);从紧张,恐惧和自主性质等方面描述疼痛的情感特性的词(11~15组);描述受试者全部疼痛过程总强度的评价词(16组)和非特异性类4类(17~20组)(表3-11-2)。

2. 适用范围及人群 MPQ具有很高的效度,其早期是为慢性疼痛一般评估而设计的,对慢性癌症疼痛患者最为实用,简便,可以在24小时进行疼痛评价,并得出疼痛强度的变化,现已证实其在急性疼痛尤其是术后疼痛的评估上同样有效,但是MPQ所使用的词汇有些较为抽象,难以理解和使用,要求患者有较高的阅读能力和智力水平。同时费时较多,临床应用中具有一定的局限性。对于ICU的危重患者来说,大多数患者很难完成一个全部的MPQ量表的评价。由于MPQ太长,研究人员又设计了McGill疼痛问卷简表(the short-form MPQ, SF-MPQ),见表3-11-3。简化的疼痛问卷(SF-MPQ)是在McGill疼痛情况调查表基础上简化而来,具有较高的效度,适用于评估时间有限,又需要得到比VAS更多信息时使用该量表来评估患者疼痛。SF-MPQ操作更加简便,条目缩减为15组词汇,并增加了VAS的内容,评估只需5分钟左右,护士可以对初次住院的患者了解其疼痛状况,实用性大大增强。

3. 具体量表及使用方法 SF-MPQ该表有三部分组成: ①疼痛分级指数(PRI),是由MPQ的15个代表词组成,11个为感觉类,4个为情感类,每个描述语都让患者进行强度等级的排序: 0-无,1-轻度,2-中度,3-严重。②VAS法。③现有疼痛强度(PPI),分无痛、轻度不适、不适、难受、可怕的疼痛、极为痛苦6级,分别以0、1、2、3、4、5分表示。最后对PRI、PPI和VAS进行总评,分数越高,疼痛越重。

表3-11-2 简化McGill疼痛问卷

	无痛	轻微痛	中度痛	重度痛
感觉评分				
跳痛	0	1	2	3
刺痛	0	1	2	3
刀割样痛	0	1	2	3
锐痛	0	1	2	3
痉挛牵扯痛	0	1	2	3
绞痛	0	1	2	3
热灼痛	0	1	2	3
持续固定痛	0	1	2	3
胀痛	0	1	2	3
触痛	0	1	2	3
撕裂痛	0	1	2	3

续表

	无痛	轻微痛	中度痛	重度痛
情感评分				
软弱无力	0	1	2	3
厌烦	0	1	2	3
恐惧	0	1	2	3
受罪、惩罚感	0	1	2	3
计分: 感觉评分(　　　)情感评分(　　)总分(　　)				

1. 疼痛分级指数PRI

2. 视觉模拟定级(visual analogus scale, VAS)评定法

无痛(0) |_____| 剧痛(10)

3. 现有痛强度(present pain intensity, PPI)评定分级

0—无痛;　　　　1—轻度不适;

2—不适;　　　　3—难受;

4—可怕的痛　　　5—极为痛苦

（来源: 王曙红. 临床护理评价量表及应用. 长沙: 湖南科学技术出版社, 2011. ）

二、客观疼痛评估量表

对于某些ICU患者,无法和医生进行交流,医生无法了解患者的疼痛程度,因而主诉效果无法达成,可以采用有效、客观和程序化的工具来评估患者对不利事件的反应,如疼痛行为量表(the pain behavior scale, PBS)和危重症患者疼痛观察工具(the critical care pain observation tool, CPOT)、非语言疼痛评估工具(nonverbal pain assessment tool, NPAT)、非语言成人疼痛评估量表(nonverbal adult pain assessment, NVPS)等均有较好的效果。2013年美国重症医学院(American College of Critical Care Medicine, ACCM)发表的《成人ICU患者疼痛、躁动和谵妄临床实践指南》推荐使用BPS和COPT客观评估ICU患者的疼痛,因此,本章节仅主要介绍这两个指南中推荐使用的量表。

（一）行为疼痛量表(behavioral pain scale, BPS)

1. BPS来源　　BPS是法国学者Payen等于2001年设计的,该量表共对疼痛的三个方面进行评估,包括面部表情、上肢运动及患者对机械通气的适应度。每个方面从1分到4分计分,将3个条目的得分相加,总分为3分(无痛)到12分(最痛)。总分越高,说明患者的疼痛程度越高。国外有研究者对该量表

的信效度进行了评价,认为其信效度较好,其内部一致性波动在0.64~0.72之间,评定者间信度波动在0.82~0.95之间。我国台湾学者Chen等将该量表翻译成了中文,并对其进行了信效度检验,研究结果显示该量表的评定者间信度为0.65~1.00,重测信度为0.50~0.84,灵敏度为52.4%,特异度为87.5%。2014年陈杰等在其硕士论文中经过翻译和回译,形成了中文版BPS量表,并在腹部外科手术后入住ICU的53例气管插管和76例非气管插管患者进行疼痛评估,结果量表的内部一致性分别为0.869和0.883。评定者间信度由13名护士对5例气管插管和5例非气管插管患者进行评估,测定评定者间信度分别为0.764~0.977和0.640~0.958。

2. BPS适用人群及范围　　BPS量表是专为ICU的患者所设计的,尤其适用于机械通气不能表达自身感受及危重无交流能力的患者,由责任护士依据患者三个方面的反应观察患者的疼痛程度,其在国外ICU中得到了较多的应用,但从发表的文献显示在国内应用较少。仅谢伟萍等人用该量表评估了95例外科ICU机械通气的清醒患者的疼痛,表明该量表与患者的NRS评分具有较好的相关性($r=0.613$, $P<0.001$),陈杰等人将该量表翻译成中文版本,用在腹部外科手术后的患者中,具有较好的信效度,稳定性好、可靠度高,认为其适宜作为气管插管及非气管插管的ICU患者的客观疼痛评估工具。但该中文版量表在国内心外手术后ICU患者、骨科手术后ICU患者、头颈部手术后ICU患者、神经外科手术后ICU患者、内科ICU患者等人群中是否适用,还有待于进一步验证。同时,BPS量表也有一定的局限性有待于进一步修改,如表中描述词"完全能耐受""对抗呼吸机"等词语缺乏清晰的可操作定义。

3. BPS中文版量表　　陈杰等在硕士论文中对BPS量表进行了汉化和翻译工作,形成中文版BPS量表。中文版BPS量表包括3个条目:面部表情、上肢运动、通气依从性(气管插管患者)或发音(非气管插管患者),每一项按1~4分评分,总分为3~12分,3分代表没有疼痛相关行为反应,12分代表最强的疼痛行为反应。总分越高,说明患者的疼痛程度越高,见表3-11-3。

表3-11-3　中文版BPS(来源:陈杰等硕士论文)

条目	描述	分值
面部表情	放松	1
	部分紧张	2
	完全紧张	3
	扭曲	4
上肢运动	无活动	1

续表

条目	描述	分值
上肢运动	部分弯曲	2
	手指、上肢完全弯曲	3
	完全回缩	4
通气依从性(气管插管患者)	完全能耐受	1
	呛咳,大部分时候能耐受	2
	对抗呼吸机	3
	不能控制通气	4
发音(非气管插管患者)	无异常发音	1
	呻吟≤3次/分且每次持续时间≤3秒	2
	呻吟>3次/分且每次持续时间>3秒	3
	哭泣,或使用"哦""哎呦"等言语抱怨,或屏住呼吸	4

(二)重症监护疼痛观察工具(critical-care pain observation tool,CPOT)

1. CPOT来源　CPOT是加拿大学者Gelinas等人于2006年研究设计的,该量表只有1个行为维度,包括4个测量条目:面部表情、肢体活动、肌肉紧张度和通气依从性,每个条目根据患者的反应情况分别赋予0~2分,评估患者的疼痛程度时,将4个条目的得分相加,总分为0~8分,0代表不痛,8代表最痛,总分越高说明患者的疼痛程度越高。

2. CPOT使用范围及人群　CPOT是一个针对危重、有或无气管插管患者有效的疼痛评估工具,国外研究者研究了该量表的信效度,认为其适用于ICU内不能交流的危重患者。该量表具有较好的信效度,其评定者间信度为0.52~0.88;敏感性为86%,特异性为78%。国内孟春等人用该工具测评了重症监护病房机械通气的老年患者的疼痛程度,结果显示该量表的测评结果与患者的自述具有较高的一致性。该研究报道了该工具的翻译结果,未报道信效度。CPOT的缺点是对于深度镇静患者的疼痛评估,其表中行为描述词的代表性仍需进一步验证。陈杰等人将该量表翻译成中文版本,用在腹部外科手术后的患者中,具有较好的信效度,稳定性好、可靠度高,认为其适宜作为气管插管及非气管插管的ICU患者的客观疼痛评估工具。但该量表跟BPS量表一样,其中文版量表是否在大陆其他专业ICU患者的适用情况还有待于进一步验证。

3. CPOT量表及使用方法　陈杰等在硕士论文中对BPS量表进行了汉化和翻译工作,形成中文版CPOT量表。中文版CPOT量表包括4个条目:面部表情、肢体活动、肌张力、通气依从性(气管插管患者)或发音(非气管插管患者),每一项按照0~2评分,总分为0~8分,总分越高,说明患者的疼痛程度越高,见表3-11-4。

表3-11-4 中文版CPOT(来源: 陈杰等硕士论文)

条目	描述	分值
面部表情	放松	0
	紧张	1
	扭曲	2
肢体活动	无活动	0
	防御运动	1
	躁动	2
肌张力	放松	0
	紧张或僵直	1
	非常紧张或僵直	2
通气依从性(气管插管患者)	完全耐受	0
	呛咳,但能耐受	1
	对抗	2
发音(非气管插管患者)	正常发音或无声音	0
	叹息、呻吟	1
	哭泣、呜咽	2

三、小结

综上所述,ICU内的疼痛非常常见,应常规在3~4小时评估一次疼痛情况。患者的主诉是评价疼痛程度和镇痛效果最可靠的标准,在2006年《重症加强治疗病房患者镇痛和镇静治疗指导意见》中推荐使用NRS来评估疼痛程度。然而,对于无法表达自己感受的老年人、危重患者其VRS、VDS、MPQ等主观评价量表相对比较主观,可结合BPS、CPOT等行为疼痛量表观察与疼痛相关的行为(运动、面部表情和姿势)和生理指标(心率、血压和呼吸频率)。然而BPS、CPOT在国外应用较多,其量表翻译过来之后的信效度、适用条件等还需进一步在国内得到验证和总结。

四、案例应用

患者男性,75岁,前列腺癌根治术后,既往高血压病史10年,口服降压药物,血压控制可。既往糖尿病5年,每日注射短效胰岛素控制。今日实验室检查血红蛋白10g/L,白细胞计数11×10^9/L,其他实验室检查均正常。患者使用自控静脉止疼泵,1ml/h。目前镇静状态,RASS得分为–2分,呼吸机辅助呼吸,Spont模式,PEEP 6cmH$_2$O,PS(pressure support)10 cmH$_2$O。术后第三天上午9∶10为为患者翻身,此时评估患者,血压155/85mmHg,心率99次/分,呼吸次数25次,SpO$_2$94%,有呛咳反应,双上肢部分弯曲,表情稍紧张。手术后第四天15∶00,此时再次评估患者疼痛程度,已拔除气管插管,面罩吸氧3L/min,意识清楚,回答问题缓慢,但可正确回答,自控静脉止痛泵药物已用完,巡视时发现患者表情稍痛苦,询问患者情况,患者表示感到伤口疼痛,刚才想睡觉但没有睡着,但觉得止痛药物用多了不好,表示可以继续忍受。请选用合适评估工具分别在上述两个时间评估患者疼痛情况。

分析:术后第三天上午9∶10,患者机械通气患者,无法主动沟通和描述自身感受,可采用BPS量表评估患者疼痛状态。面部表情稍紧张,评分为2分,上肢运动部分弯曲,评分为2分,通气依从性大部分能耐受,仅在翻身等操作时偶有呛咳,评分为2分。总得分为6分。

术后第四天15∶00,患者意识清楚,可表达自己感受,可选择使用NRS量表评估患者疼痛情况,患者表示疼痛影响睡眠,但可以忍受,NRS得分为7~8分,为重度疼痛程度。此时应立即通知医生,给予止痛药物或其他措施进行处理,并随时评估患者疼痛情况。

第十二节　全身炎症反应综合征评估工具

一、全身炎症反应综合征评分

全身炎症反应综合征(SIRS)是指因感染或非感染病因作用于人体而引起的一组全身过渡性广泛炎症反应综合征。研究表明:组织损伤——应激反应——全身炎症反应综合征——多器官功能障碍综合征(MODS)是一个动态变化、逐渐发展的过程。因此,早期确诊SIRS并进行干预能够有效防治MODS,同时准确评估SIRS预后也具有重要意义。

(一)全身炎症反应综合征(SIRS)

SIRS评分为1992年"美国胸科医师学会和危重病医学会(ACCP/SCCM)联席会议诊断标准"具体包括以下4项条目,见图3-12-1。每个条目符合得1分,不符合0分,得分范围为0~4分,得分越高炎症反应越重。该评估系统在评价危重症患者病情和预后方面具有较大价值,见表3-12-1。

表3-12-1　SIRS评分表

参数	分值	
	符合	不符合
体温>38℃或<36℃	1	0
心率>90次/分	1	0
呼吸>20次/分或$PaCO_2$≤32mmHg	1	0
白细胞计数>$12×10^9$/L或<$4×10^9$/L,或不成熟中心粒细胞>10%	1	0

(二)全身炎症反应综合征修正评分(ASS)

全身炎症反应综合征修正评分(amendment of systemic inflammatory response syndrome score, ASS)是在SIRS评分的基础上修改原来的氧合指数为SpO_2,并引入平均动脉压、血糖和意识状态等指标,以达到更加全面地评价患者全身炎症反应的目的。该评估工具得分范围为0~30分。有文献报道,ASS评分为7.5分是病情转归的关键,ASS评分>7.5分则感染的可能性增大,见表3-12-2。

表3-12-2　ASS评分表

项目内容	0分	1分	2分	3分	4分
心率(次/分)	60~100	101~119	120~139	140~159	>160
平均动脉压(mmHg)	70~110	111~129	130~149	150~169	>170
呼吸频率(次/分)	12~20	8~11或21~25	26~32	33~39	<8或>40
血氧饱和度(%)	>92	86~91	80~85	71~79	≤70
体温(℃)	36~38	38.1~38.9	39.0~39.5	35.0~35.9或39.6~39.9	<35或≥40
白细胞计数(×10^9/L)	4.0~12.0	12.1~20.0	20.1~30.0	30.1~39.9	<3.0或>40
血糖(mmol/L)	3.5~5.6	5.7~7.6	7.7~9.6	9.7~12.6	>12.6
意识水平	清醒	模糊	昏迷		

(三)修订后炎症综合征评分

2005年,耿岩等参照SIRS评分,结合妊娠期高血压疾病的特点,自拟了修订后炎症综合征评分。该评估工具得分范围为0~32分。1~10分即可确诊炎性综合征,10~20分则存在单脏器功能衰竭,21分以上则支持多器官功能衰竭综合征,见表3-12-3。

表3-12-3 修订后炎症反应综合征评分

项目内容	0分	1分	2分	3分	4分
心率(次/分)	60~100	55~59或100~119	50~54或120~141	40~49或142~160	<40或>160
平均动脉压(mmHg)	70~100	60~69或101~110	50~59或111~130	40~49或131~160	<40或>160
呼吸频率(次/分)	12~20	9~12或21~25	5~8或26~35	<5或36~46	0或>46
血氧饱和度(%)	>92	85~91	75~84	60~74	<60
体温(℃)	36~37.5	35~35.9或37.6~38	34~34.9或38.1~39.5	33.1~33.9或39.6~40	<33或>40
白细胞计数(×10^9/L)	4.0~10.0	3.0~3.9或10.1~14.9	2.0~2.9或15.0~20.0	1.0~1.9或21~31	<1.0或>31
血糖(mmol/L)	3.5~5.6	5.7~8.6	8.7~13.5	13.6~23.0	>23.1
意识水平	清醒	嗜睡或烦躁	浅昏迷	昏迷	脑死亡

二、案例应用

患者,老年男性,因"发热、咳嗽、咳痰5天,加重3天入院"。入院时患者烦躁,氧饱和度为88%,T 38.1℃,P 120次/分,R 30次/分,BP 150/80mmHg;查体:双肺可闻及哮鸣音;实验室检查:白细胞计数14.2×10^9/L;即刻血糖为9.1mmol/L。请分别使用SIRS和ASS进行评分。

案例分析:

SIRS评分:体温>38℃;心率>90次/分;呼吸>20次/分;白细胞计数14.2×10^9/L;每个条目得1分,得分为4分。提示全身炎症反应较重。

ASS评分:条目一 心率120次/分,得2分;条目二 平均动脉压=收缩压+1/3脉压=80+23.3=103.3,得0分;条目三 呼吸频率30次/分,得2分;条目四 血氧饱和度为88%,得1分;条目五 体温38.1℃,得1分;条目六 白细胞计数14.2×10^9/L,得1分;条目七 血糖9.1 mmol/L,得2分;条目八 患者烦躁,得1分,总分为10分,提示感染的可能性大。

第十三节　压疮评估工具

2007年美国国家压疮专家咨询组（National Pressure Ulcer Advisory Panel，NPUAP）将压疮（pressure ulcer）的定义更新为：由于压力、剪切力和（或）摩擦力而导致的皮肤、皮下组织和肌肉及骨骼的局限性损伤，常发生在骨隆突处，有很多相关因素与压疮发生和发展有关系，但其所起的作用还有待于探索（NPUAP，2007）。2009年NPUAP和欧洲压疮专家咨询组（European Pressure Ulcer Advisory Panel，EPUAP）联合定义压疮为皮肤和皮下组织的局限性损伤，通常在骨突出部位，一般由压力或压力联合剪切力引起。有一些相关的或不易区分的因素与压疮有关。但这些因素对压疮发生的重要性仍有待于阐明（NPUAP/EPUAP，2009）。压疮曾被称为褥疮（decubitus）、压力性坏死（pressure necrosis）和缺血性溃疡（ischaemic ulcers），压疮发生后不但会延长住院时间、增加费用，还加重原发病甚至增加死亡率。

2010年公布的中国慢性创面流行病学调查结果显示，我国住院患者中压疮发生率已增加至11%，跃居成为我国慢性创面发生原因的第三位。2020年，压疮发生的主要人群（65岁以上老人）将占据中国人口构成比的23%。压疮在国外报告的现患率为4.3%~41.2%不等，其中ICU内的压疮是最常见的。Shahin等报告德国137医院的ICU患者压疮现患率高达30%。Paul等发现，ICU内压疮的患病率为14%~41%，发病率为1%~56%，是普通病房的2~3倍。这与ICU的压疮危险因素有关，如高龄、压力和剪切力、潮湿的环境、感觉障碍、营养不良、病情的严重程度、心血管疾病史、使用多巴胺、血液透析或连续肾脏替代治疗的时间、机械通气、翻身、不能活动、减压床垫、使用镇静剂、体温≥38.5℃以及坐轮椅活动等因素有关。

美国临床研究显示，使用压疮风险评估表以及采取正确预防护理措施，可以使压疮发生率下降50%~60%，使国家节省超过4亿美元的医疗开支。压疮风险评估则是预防压疮的第一步，国内外学者一致认为对患者进行全面科学的评估是降低发生率的关键。在国内，压疮评估也已经得到了很多医院管理者、护理人员的重视，甚至作为护理常规风险评估的一项工作进行。目前可以用来评估患者压疮发生风险的工具有40多种，比如，Anderson量表、Waterlow量表、Braden量表、Cubbin和Jackson量表等，其中最常使用的压疮评估工具主要包括Norton量表、Braden量表、Waterlow量表等，国内外有多篇文献报道了它们在临床中的使用价值。然而，ICU患者是一个特殊的群体，这些量表中没有一个是专门为ICU患者设计的，在ICU患者的使用中还有待于进一步研究。

一、压疮分期

压疮分期系统始于1975年，Shea主要根据局部解剖组织的缺失量将压疮分为Ⅰ~Ⅳ期，即表皮层受损但皮肤完整，表现为压之不褪色的局限性红斑（Ⅰ期）；伤及真皮层的部分皮层损伤（Ⅱ期）；伤及皮下组织的全层损伤但未累及肌肉、肌腱、骨等支撑结构（Ⅲ期）；伤及皮下组织的全层损伤并累及肌肉、肌腱、骨等支撑结构（Ⅳ期）。2007年NPUAP在此分期的基础上，增加了可疑的深部组织损伤和难以分期的压疮2种特殊情况，并作了定义说明。2009年NPUAP/EPUAP联合编写出版的"压疮预防和治疗临床实践指南"中再次确认了NPUAP更新的压疮分期。现在这种压疮6期的分级已经在全球范围内得到了公认。见表3-13-1。

表3-13-1　美国压疮顾问小组（NPUAP）对压疮的分期

压疮分期	临床表现
可疑的深部组织损伤（suspicious deep tissue injury, SDTI）	1. 全层组织损害，局部皮肤完整但出现颜色改变，如紫色或褐红色或充血水疱或瘀伤，与周围组织比较，这些受损区域可能有疼痛、硬块、有黏糊状渗出、潮湿、发热或发冷 2. 在肤色较深部位，深部组织损伤可能难以发现 3. 厚壁水疱覆盖下的组织损伤更重，可能进一步发展形成薄的焦痂覆盖，这时即使辅以最合适的治疗，病变仍会迅速发展 4. 如果确定为可疑深部组织损伤，须在完成清创后才能准确分期
Ⅰ期压疮（stage Ⅰ）	骨隆突处皮肤出现压之不褪色的局限红斑但皮肤完整。深色皮肤可能没有明显的苍白改变，但它的颜色可能和周围的皮肤不同。发红部位有疼痛、变硬、表面变软，与周围的组织相比，皮肤可能会出现发热或冰凉
Ⅱ期压疮（stage Ⅱ）	表皮和真皮缺失，在临床可表现为完整的或开放/破裂的血清性水疱或者表浅溃疡，无腐肉、渗液少量，有时甚至较干燥
Ⅲ期压疮（stage Ⅲ）	全层伤口，全层皮肤组织缺失，可见皮下脂肪，但骨、肌腱或肌肉尚未暴露或不可触及，伤口床有坏死组织，可能有潜行和窦道
Ⅳ期压疮（stage Ⅳ）	全层伤口，全层皮肤组织缺失伴骨、肌腱或肌肉外露，可以看见或直接触摸到外露的骨或肌腱，严重时可导致骨髓炎。局部有坏死组织，通常有潜行和窦道
难以分期的压疮（unstageable）	1. 全层组织损害，溃疡的底部被腐痂（包括黄色、黄褐色、灰色、绿色和褐色）和（或）痂皮（黄褐色、褐色或黑色）覆盖 2. 只有腐痂或痂皮充分去除，才能确定真正的深度和分期 3. 如果踝部或足跟部有稳定的焦痂（干燥、黏附牢固、完整且无发红或波动），可以作为身体自然的（或生物学的）屏障，不应去除

二、Norton量表

1. 量表来源　Norton量表是1962年针对老年人压疮设计的量表,是最早提出的压疮预防评估工具。随着压疮研究的不断进展,Norton量表分别在1987年及1995年分别进行过修订和改良。文献报道该量表的敏感性为16%~81%,特异性为31%~94%,阳性预测率为7.1%~38.0%,阴性预测率为64.7%~98.3%,有效性为39.6%~80.5%。该量表的缺点为缺乏内部一致性信度的测试研究,因此不同的操作者在使用该量表时要使用不同的解释说明,见表3-13-2。

2. 使用范围及人群　Norton量表条目简单,使用方便,适用于心脏外科、神经外科、整形外科及老年人群。

3. 评分方法及具体内容　采取4分评分法对5个临床因素进行评估,包括:身体因素、精神因素、活动能力、移动能力和失禁。最高分为20分,表示无任何压疮风险因素存在,而总分小于14分者认为有发生压疮的风险。Norton量表对每个分值有文字性的标准,这样能够保证量表的客观性。

表3-13-2　Norton 评估量表

身体状况		精神状况		活动能力		移动能力		失禁	
等级	得分	等级	得分	等级	得分	等级	得分	等级	得分
良好	4	灵活的	4	走动的	4	完全自主	4	无	4
尚好	3	冷漠的	3	需协助	3	有些限制	3	偶尔	3
瘦弱	2	混乱的	2	坐轮椅	2	非常受限	2	经常(尿)	2
非常差	1	麻木的	1	卧床不起	1	难以动弹	1	双重失禁	1

(量表来源: 王曙红.临床护理评估量表及应用.长沙: 湖南科学技术出版社,2001.)

三、Braden压疮评估工具

(一)量表来源

Braden量表是1987年由美国学者Braden和Bergstrom制订的,以压疮的发生机制为依据进行制订的,目前被译成多国文字,在世界很多国家得到了应用。1998年,Braden量表的中文版被中国香港彭美慈等人修订,目前,在国内多篇文献中及在实际护理工作中,得到了广泛的应用,具有适用性广,应用和研究丰富,预测效果好的特点,见表3-13-3。

(二)使用范围及人群

Braden量表相比较其他量表而言能提供最均衡的敏感性和特异性,是种很好的风险预测工具。国内研究者也将Braden 量表应用在临床各个科室,如内科、外科、重症监护室、老年科、急诊科等,研究者普遍认为,Braden量表具有较好的预测效果。但是有证据表明Braden量表不能单独适用于手术室患者的压疮风险因素评估,需要结合其他评估方法。也有学者认为,其在ICU的应用中也并不是很理想,对ICU患者,应该调整一下分界值来增加量表的灵敏度。如李松梅在"Braden量表对ICU患者压疮预警的研究"中提到,ICU患者Braden评分均分在12分左右,在ICU可以将Braden评分＜9分的患者作为压疮发生的高危人群,采取重点有针对性的防治措施,对于Braden评分＞9分的患者,采取常规的预防措施。

(三)评分方法及具体内容

Braden量表包括六个维度,每个维度的评分为1~4分,对每个分值都有文字性的描述。

最高分为23分,表示无任何压疮风险因素存在。总分15~18分为低危,13~14分为中危,10~12分为高危,≤9分极高危。Braden量表在评估时,一般所有患者入院后均需评估;绝对卧床患者及ICU患者每日复评一次;高危、极高危患者每周复评两次;非高危险患者每周复评一次;如病情变化、压疮危险因素发生变化时,随时复评。详见表3-13-3。

以下为各维度得分的文字描述:

1. 完全受限:由于知觉减退或服用镇静剂而对疼痛刺激无反应或者是大部分接触床的表面只有很小感觉疼痛的能力

非常受限:仅仅对疼痛有反应,除了呻吟或烦躁外不能表达不适,或者是身体的1/2由于感觉障碍而限制了感觉疼痛或不适的能力

轻微受限:对言语指挥有反应,但不是总能表达不适或需要翻身或者1~2个肢体有些感觉障碍从而感觉疼痛或不适的能力受限

无受限:对言语指挥反应良好,无感觉障碍,感觉或表达疼痛不适的能力没有受限

2. 持续潮湿:皮肤持续暴露在汗液或尿液等制造的潮湿中,患者每次翻身或移动时都能发现潮湿

经常潮湿:皮肤经常但不是始终潮湿,至少每次移动时必须换床单

偶尔潮湿:皮肤偶尔潮湿,每天需额外更换一次床单

很少潮湿:皮肤一般是干爽的,只需常规换床单

3. 卧床不起:限制卧床

仅限坐位:行走能力严重受限或不存在,不能负荷自身重量和(或)必须依赖椅子或轮椅

偶尔行走:白天可短距离行走,伴或不伴辅助,每次在床上或椅子上移动需耗费大半力气

表3-13-3　Braden压疮评估表

压疮Braden评分表		评估日期							
项目	病情与分值	月__日	月__日	月__日	月__日	月__日	月__日	月__日	月__日
感觉	完全受限: 1分 非常受限: 2分 轻度受限: 3分 无受损 : 4分								
潮湿	持久潮湿: 1分 经常潮湿: 2分 偶尔潮湿: 3分 很少潮湿: 4分								
活动方式	卧床不起: 1分 仅限坐位: 2分 偶尔行走: 3分 经常行走: 4分								
移动能力	完全受限: 1分 重度受限: 2分 轻度受限: 3分 不受限: 4分								
营养	重度摄入不足: 1分 可能摄入不足: 2分 摄入适当: 3分 摄入良好: 4分								
摩擦剪切力	已存在问题: 1分 有潜在问题: 2分 无明显问题: 3分								
分值									

总分≤12分为压疮高危患者。

146

经常行走: 醒着的时候每天至少可以在室外行走两次,室内每两小时活动
　　　　　一次

4. 完全受限: 没有辅助身体或肢体甚至不能够轻微地改变位置

重度受限: 可以偶尔轻微改变身体或肢体位置,但不能独立、经常或明显
　　　　　改变

轻微受限: 可以独立、经常、轻微改变身体或肢体位置

不受限: 没有辅助可以经常进行大的改变

5. 重度摄入不足: 从未吃过完整的一餐,每餐很少吃完1/3的食物,每天吃
两餐,而且缺少蛋白质(肉或奶制品),摄入液体量少,没有补充每日规定量以
外的液体; 或者是肠外营养和(或)主要进清流食或超过5天是静脉输液

可能摄入不足: 很少吃完一餐,通常每餐只能吃完1/2的食物,蛋白质摄入
　　　　　　　仅仅是每日三餐中的肉或奶制品,偶尔进行每日规定量外
　　　　　　　的补充; 或者少于最适量的液体食物或管饲

摄入适当: 能吃完半数餐次以上,每日吃四餐含肉或奶制品的食物,偶尔
　　　　　会拒吃一餐,但通常会接受补充食物; 或者管饲或胃肠外营养
　　　　　提供大多数的营养需要

摄入良好: 吃完每餐食物,从不拒吃任一餐,通常每日吃四餐或更多次含
　　　　　肉或奶制品的食物,偶尔在两餐之间吃点食物,无须额外补充
　　　　　营养

6. 已存在问题: 移动时需要中等到大量的辅助,不能抬起身体避免在床
　　　　　　　单上滑动,常常需要人帮助才能复位。大脑麻痹、挛缩、
　　　　　　　激动不安导致不断的摩擦

有潜在问题: 可以虚弱地移动或需要小的辅助,移动时皮肤在某种程度上
　　　　　　　与床单、椅子、约束物或其他物品发生滑动,大部分时间可以
　　　　　　　在床上椅子上保持相对较好的姿势,但偶尔也会滑下来

无明显问题: 可以独自在床上或椅子上移动,肌肉的力量足以在移动时可
　　　　　　　以完全抬起身体,在任何时候都可在床上或椅子上保持良好
　　　　　　　姿势

四、Waterlow压疮评估工具

1. 来源　Waterlow量表是目前国外仅有的几个被科学检验方法证实具有
良好信、效度,符合测量学标准的压疮危险评估工具之一。Waterlow量表修订
于2005年。该原始量表设想是针对老年患者,是欧洲评估老年压疮危险的主
要工具,评分简便、预测效果好等特点。

2.适用范围及人群 Kottner J等研究了Waterlow量表的内部信度,包含8个研究,研究了单个条目之间及组间的信度,以及与总分的相关性。研究发现Waterlow量表在总分的个体间的一致性方面与其他量表具有可比性。然而目前从未对其可靠性进行过评估,因而对该量表在临床使用中的适用性仍认识不足。而且该量表对营养不良、活动度和皮肤类型这几项很难给予一致性的评价。国内有学者曾经做过Norton、Braden和Waterlow 3种评估表对住院老年人的比较研究,结果显示Waterlow量表更适合用于老年人压疮评估。

3.量表及使用方法 该量表对临床10个方面的因素进行评分,有些包括2步评分(如营养不良方面)。每个方面有特殊的评分方法(不同于Likert评分法),临床分类包括:体型、可视风险区域的皮肤类型、性别、年龄、营养不良、控便能力、运动能力、食欲、神经系统缺陷、大手术及药物治疗。根据评估累计分值,累计<10分者为无危险,≥10分者为危险,10~14分为轻度危险,15~19分为高度危险,20分以上为极度危险。分值越高,发生压疮的危险性越高,见表3-13-4。

表3-13-4 Waterlow 压疮评估量表

体型、体重与身高		皮肤类型		性别		年龄		特殊危险与组织营养不良	
等级	得分	等级	得分	等级	得分	等级	得分	等级	得分
中等	0	健康	0	男	1	14~49	1	恶病质	8
超过	1	薄如纸	1	女	2	50~64	2	心力衰竭	5
中等		干燥	1			65~74	3	外周血管病	5
肥胖	2	水肿	1			75~80	4	贫血	2
低于	3	潮湿	1					吸烟	1
中等		颜色差	1						
		裂开/红斑	1						

控便能力		运动能力		食欲		神经系统缺陷		大手术、药物治疗	
等级	得分	等级	得分	等级	得分	等级	得分	等级	得分
完全控制	0	完全	0	中等	0	运动/感觉缺陷	4~6	腰以下/截瘫	5
		烦躁不安	1	差	1	糖尿病/		手术时间>2小时	5
偶失禁	1	冷漠的	2	鼻饲	2	截瘫	4~6		
尿/大便失禁	2	限制的	3	流质	2			类固醇、细胞毒性药、大剂量消炎药	5
		迟钝	4	禁食	3				
大小便失禁	3	固定	5	厌食	3				

(量表来源:王曙红.临床护理评估量表及应用.长沙:湖南科学技术出版社,2001.)

五、小结

压疮作为最常见的一种护理并发症,会对患者及其家庭、乃至社会产生不利影响,压疮风险评估量表可以帮助和支持护士进行压疮风险的判断。2010年发表的一项综述认为使用风险评估量表可以对压疮风险的程度进行分级,可指导临床工作者对不同风险程度的患者以不同的管理措施。但因目前尚无完美的适用于人任何情况下的结构式量表,而现有的量表的信效度经过研究表明都存在不同程度的缺陷,如Waterlow量表有较好的压疮风险预测能力和敏感性,但特异性较低; Norton量表缺乏内部一致性信度的测试研究等,因此护理人员在使用时应结合临床经验综合对压疮风险程度进行综合评估。目前,使用Braden量表进行ICU危重患者的压疮评估较多,但暂时没有推荐使用的单独针对危重患者的压疮评估的风险量表。此外,对于压疮的预防,指南中强调除了按照风险评估量表进行危险因素评估以外,还要进行压疮皮肤的评估和营养的评估。同时还应注意,并不是所有的压疮都是可以预防的,也不是所有的压疮都是护理不足导致的,实际上在ICU,重病或患多种疾病的患者在采取预防措施后仍有可能发生压疮,且经常较难治,也就是难免压疮。将来对于难免压疮的评估也应作为压疮评估中的一项内容。

六、案例应用

患者女性,65岁,行左侧肾错构瘤术后第2天突术后出血,心跳、呼吸骤停,心肺复苏术后入ICU。患者入院前体重较2个月前无明显变化。目前中心静脉输入胃肠外营养制剂。既往有糖尿病史5年。目前神志Glasgow评分为7分,为肾衰竭多尿期。转入ICU时护士交接单处描述患者骶尾部皮肤情况:骶尾部压红,指压不褪色,面积约5cm×5cm。请评估患者压疮危险得分。

分析:患者为中老年女性,神志评估为昏迷状态,采用Braden量表评估患者压疮危险因素,感知觉完全限制,经常潮湿,卧床不起,可能存在营养不良,皮肤已经出现压红现象,评估结果如表3-11-5,总分为9分,根据评分标准≤12分为压疮高危,该患者为压疮高危人群,应给以相应预防压疮措施,结果见表3-13-5。

表3-13-5 该患者使用Braden量表的评估结果

	1	2	3	4
感知觉程度	☑ 完全受限制	☐ 大部分受限制	☐ 稍微受限制	☐ 没有损失
潮湿程度	☐ 总是潮湿	☑ 经常潮湿	☐ 偶尔潮湿	☐ 很少潮湿
活动力	☑ 卧床不动	☐ 受限于轮椅活动	☐ 可偶尔下床活动	☐ 可经常下床行走
移动力	☑ 完全无法自行翻身	☐ 大部分需要他人协助翻身	☐ 少部分需要他人协助翻身	☐ 可自行翻身
营养状态	☐ 营养非常差	☐ 营养差	☑ 营养稍差	☐ 营养好
摩擦力/剪切力	☑ 有此问题	☐ 有潜在问题	☐ 没有明显的问题	

150

第四章　儿童ICU临床护理评估工具

第一节　儿童发育与行为能力评估工具

生长发育是儿童不同于成人的的重要特点。生长是指儿童体格形态上的改变，是各器官、系统的长大和形态变化，可测出其量的变化；发育指机体功能的成熟，是细胞、组织、器官的分化完善和功能上的成熟，为质的改变。行为是个体为维持生存，在适应外界环境中做出的内在和外在的反应，行为发育是个体从出生到死亡不断的有规律的心理变化过程。行为发育包括：运动、语言、认知、情绪、人格和社会适应等方面。儿童的行为发育主要是指儿童的反应活动不断完善的过程。检测和促进儿童的生长发育是儿科医务工作者的重要任务。新生儿监护室中一些高危新生儿，如母亲妊高征、母亲妊娠期糖尿病、胎盘脐带异常、分娩过程异常等均有可能引起新生儿缺血、缺氧造成新生儿缺血、缺氧性脑损伤，从而引起新生儿的行为发育异常。2岁以内是儿童中枢神经系统发育最迅速、可塑性最强的时期，对脑功能异常的高危新生儿进行早期的干预和治疗可以促进其脑功能的恢复和行为发育的完善。因此，及早地发现新生儿发育异常对新生儿的康复非常重要。国内外学者根据新生儿的发育、行为特点研制了用于研究和测定儿童发育和行为能力发育水平的量表，通过儿童的动作、语言、行为、个人-社会适应性等来评估其心理发育水平，早期发现儿童的发育问题，为及时进行早期干预提供依据和指导。目前国内常用的儿童行为发育测定量表有新生儿行为神经测定（neonatal behavioral neurological assessment，NBNA）量表、丹佛发育筛查测验（Denver developmental screening test，DDST）量表、格塞尔发育诊断量表（Gesell development diagnosis scale，GDDS）以及贝利婴儿发育量表（Bayley Scales of infant development，BSID）等。

一、新生儿行为神经测定

1. 来源　新生儿20项行为神经测定（neonatal behavioral neurological assessment，NBNA）由北京协和医院鲍秀兰教授制订，是根据Brazelton的新生儿行为估价评分和Amiel-Tison的1岁以内神经运动检查法，结合自己的经验，建立的适合我国新生儿的行为神经测定方法。

NBNA主要用于高危儿如新生儿窒息、高胆红素血症、缺氧缺血性脑病等的监测和评价，NBNA能够反映新生儿的行为能力和脑功能状态，以早期发现轻微脑损伤的患儿，并为早期诊治提供依据。NBNA是评价新生儿行为能力，早期发现新生儿脑功能异常及预测预后的一种较为全面易行且无创伤的方法，在我国广泛应用。

2.NBNA适用范围及人群　NBNA适用于足月新生儿，早产儿由于肌张力低，NBNA评分不能反映其正常与否，早产儿须等胎龄满40周后测查。足月窒息儿可从生后3天开始测查，如果评分低于35分，7天应重复，仍不正常者，12~14天再测查，以评估其预后。

3.NBNA的使用方法　检查最好选在新生儿2次喂奶中间进行，检查环境宜安静、偏暗。NBNA共有20项检查内容，适应能力，主、被动肌张力，原始反射和一般反应五部分。每一项评分分为三个等级：0分、1分和2分。未能引出或显著不正常为0分，轻微不正常为1分，正常为2分，满分为40分，见表4-1-1。

表4-1-1　20项NBNA评分表

姓名：　　　病室：　　　　床号：　　　　住院号：

| 项目 | 检查时状态 | 评分标准 | | | 得分 |
		0	1	2	日龄（天）
行为能力					
1.对光习惯形成	睡眠	≥11次	7~10次	≤6次	
2.对声音习惯形成	睡眠	≥11	7~10	≤6	
3.对格格声反应	安静觉醒	头眼不转动	转动≤60°	转动	
4.对说话人脸的反应	同上安静	头眼不转动	转动≤60°	转动	
5.对红球反应	觉醒	头眼不转动	转动≤60°	转动	
6.安慰	安静觉醒哭	不能	困难	容易或自动	
被动肌张力					
7.围巾征	安静觉醒	环绕颈部	肘略过中线	肘未到中线	
8.前臂弹回*	同上	无	慢弱>3	活跃≤3	
9.窝角	同上	>110°	90°~110°	≤90°	
10.下肢弹回	同上	无	慢弱>3	活跃≤3	

续表

项目	检查时状态	评分标准			得分
		0	1	2	日龄（天）
主动肌张力 11. 头竖立* 12. 手握持	安静觉醒 同上	不能 无	困难,有 弱	1~2秒以上 如可重复	
13. 牵拉反应 14. 支持反应(直立位)	同上 同上	无 无	提起部分身体不全短暂	提起全部身体支持全部身体	
原始反射 15. 踏步或放置 16. 拥抱反射 17. 吸吮反射	同上 同上 同上	无 无 无	引出困难弱、不完全弱	好、可重复好、完全好、与吞咽同步	
一般估价 18. 觉醒度 19. 哭 20. 活动度	觉醒 哭 活动觉醒	昏迷 无 缺或过多	嗜睡 微弱或过多 减少或增多	正常 正常 正常	

注: *需记录确切时间(秒)

（量表来源: 诸福棠. 实用儿科学. 第6版. 北京: 人民卫生出版社, 1998. ）

具体评估方法:

第一部分: 新生儿的行为能力共6项（1~6项），检查对环境和外界刺激的适应能力。

（1）对光的习惯形成: 在睡眠状态下,重复用手电筒照射新生儿的眼睛,最多12次。观察和记录反应开始,减弱甚至消失的次数。评分: ≥11次为0分; 7~10次为1分; ≤6次为2分。

（2）对格格声的习惯形成: 新生儿处于睡眠状态,距离25~28cm处,短暂而响亮地摇格格声盒,最多重复12次。观察和评分同（1）。

（3）非生物听定向反应（对格格声反应）: 在安静觉醒状态下,重复用柔和的格格声在新生儿的视线外（约10cm处）连续轻轻的给予刺激。观察其头和眼球转向声源的能力。评分: 0分为头和眼不能转向格格声; 1分为头和眼转向格格声,但转动<60°; 2分为转向格格声≥60°。

（4）生物性视、听定向反应（对说话的人脸的反应）: 在安静觉醒状态下,检查者和新生儿面对面,相距20cm,用柔和而高调的声音说话,从新生儿的中线慢慢向左右两侧,移动时连续发声。观察新生儿的头和眼球追随检查者的脸和声音的移动方向的能力,评分方法同(3)。

(5)非生物视觉定向反应(对红球反应):检查者手持红球面对新生儿,相距20cm。评分方法同(3)。

(6)安慰:指哭闹的新生儿对外界安慰的反应。评分:0分为哭闹经安慰不能停止;1分为哭闹停止非常困难;2分为较容易停止哭闹。

第二部分:被动肌张力共4项(7~10项),必须在觉醒状态下检查,受检新生儿应处在正中位。

(7)围巾征:检查者一手托住新生儿的颈部和头部,使保持正中位,半卧位姿势,以免上肢肌张力不对称。将新生儿手拉向对侧肩部,观察肘关节和中线的关系。评分:0分为上肢环绕颈部;1分为新生儿肘部略过中线;2分为肘部未达或接近中线。

(8)前臂弹回:只有新生儿双上肢呈屈曲姿势时才能进行,检查者用手拉直新生儿双上肢,然后松开使其弹回到原来的屈曲位。观察弹回的速度。评分:0分为无弹回;1分为弹回速度慢(3秒以上)或弱;2分为双上肢弹回活跃,并能重复进行。

(9)下肢弹回:只有当髋关节呈屈曲位时才能检查,新生儿仰卧,检查者用双手牵拉新生儿双小腿,使之尽量伸展,然后松开,观察弹回的速度。评分同(8)。

(10)腘窝角:新生儿平卧,骨盆不能抬起,屈曲呈胸膝位,固定膝关节在腹部两侧,然后举起小腿测量腘窝的角度。评分:0分为＞110°;1分为110°~90°;2分为≤90。

第三部分:主动肌张力共4项(11~14项)。

(11)颈屈、伸肌的主动收缩(头竖立反应):检查者抓握新生儿的肩部,拉其从仰卧到坐位姿势,注意颈部和躯干的关系,在垂直姿势到达之前,观察到颈部屈伸肌收缩将头抬起,足月儿颈部屈肌和伸肌平衡,可以和躯干维持在一个轴线上几秒钟,然后往前垂下后后仰。评分:0分为无反应或异常;1分为头部和躯干部保持平衡有头竖立动作即可;2分为头竖立1秒或1秒以上。

(12)手握持:新生儿取仰卧位,检查者的手从尺侧插入其手掌,观察其抓握的情况。评分:0分为无抓握;1分为抓握力弱;2分为非常容易抓握并能重复。

(13)牵拉反应:新生儿手应是干的,检查者的示指从尺侧伸进其手内时,正常时会得到有力的抓握反射,这时检查者抬高自己的示指约30cm(时刻准备用大拇指在必要时去握住新生儿的手),一般新生儿会屈曲自己的上肢使其身体完全离开桌面,检查者不应抓握新生儿的手和举起新生儿,不然就会变成被动的悬吊反应,不能估价主动的肌张力。评分:0分为无反应;1分为提起部分身体;2分为提起全部身体。

（14）支持反应：检查者用手抓握住新生儿前胸，拇指和其他手指分别在两个腋下，示指放在锁骨部位，支持新生儿呈直立姿势，观察新生儿下肢和躯干是否主动收缩以支持身体的重量，并维持几秒钟。评分为：0分无反应；1分为不完全或短暂、直立时头不能竖立；2分为能有力地支撑全部身体，头竖立。次项评分主要观察头和躯干是否直立，下肢可以屈曲也可伸直。

第四部分：原始反射共三项（15~17项）。

（15）自动踏步：上面的支持反应得到时，新生儿躯干在直立位置或稍微往前倾，当足接触到硬的平面即可引出自动迈步动作。放置反应：取其直立位，使新生儿的足背碰到桌子边缘，该足有迈上桌子的动作。自动踏步和放置反应的意义相同，没有自动踏步，但有放置反应同样得分。评分：0分为无踏步也无放置反应；1分为踏1步或有一次放置反应；2分为踏2步或在同足有两次放置反应或两足各有一次放置反应。

（16）拥抱反射：新生儿呈仰卧位，检查者拉小儿双手上提，使小儿颈部离开桌面2~3cm，但小儿头仍后垂在桌面上，突然放下小儿双手，恢复其仰卧位。由于颈部位置的突然变动引起拥抱反射。表现为双上肢向两侧伸展，手张开，然后屈曲上肢，似拥抱状回收上肢至胸部，可伴有哭声。评定结果主要根据上肢的反应。评分：0分为无反应；1分为拥抱反射不完全，上臂仅伸展，无屈曲；2分为拥抱反射完全，后屈曲回收到胸部。

（17）吸吮反射：将乳头或手指放在新生儿两唇间或口内，则引起吸吮动作。注意吸吮力、节律，与吞咽是否同步。哺乳时需要呼吸、吸吮和吞咽3种动作协同作用。评分：0分为无吸吮动作；1分为吸吮力弱；2分为吸吮力好，与吞咽同步。

第五部分：一般反应共三项（18~20项）。

（18）觉醒度：在检查过程中是否觉醒和觉醒的程度。评分：0分为昏迷；1分为嗜睡；2分为觉醒好。

（19）哭声：在检查过程中哭闹的情况。评分：0分为不会哭；1分为哭声微弱、过多或高调；2分为哭声正常。

（20）活动度：在检查过程中观察新生儿活动情况。评分：0分为活动缺乏或过多；1分为活动减少或增多；2分为活动正常（本检查方法只适用足月新生儿）。

二、丹佛发育筛查测验

丹佛发育筛查测验（Denver developmental screening test，DDST）是美国儿科医师丹弗兰肯伯格（W. K. Frankenberg）与心理学家道兹（J. B. Dodds）编制的。国内修订的DDST试验共104个项目，分布于4个能区，即个人-社会、精细动作-适应性、语言和大运动。①个人-社会能区：测定小儿对周围人们的应答能力和料理自己生活的能力；②精细动作-适应性能区：测定儿童看的能力和用手取物及画图的能力；③语言能区：测定儿童听、理解和运用语言的能力；④大运动能区：测定小儿坐、步行和跳跃的能力。筛查的结果分为正常、可疑、异常及无法解释四种。对于后三种情况的儿童应需要在一定时间内复查。若复查结果仍一样，应做进一步检查。DDST的检查对象为0~6岁的婴幼儿，可早期发现儿童存在发育迟滞或异常的可能性，能够筛查出临床上无症状但发育上可能存在问题的儿童。DDST属于筛查测验，不能测定智力或是诊断疾病，临床一般用于康复保健科对高危儿童进行发育监测。

三、格塞尔发育诊断量表

格塞尔发育诊断量表（Gesell development diagnosis scale, GDDS）是由美国著名儿童心理学家格塞尔（A, Gesell）制订的。该量表主要以正常行为模式为标准来鉴定观察到的行为模式，以年龄来表示，然后与实际年龄相比，算出发育商数（DQ），用于判断小儿神经系统的完善和功能的成熟。Gesell规定婴幼儿发育的关键年龄为4周、16周、28周、40周、52周、18个月、24个月、36个月。测试内容包括适应性行为、大运动、精细动作、语言和个人-社会行为五个方面。适用于4周至3岁婴幼儿，量表共有63个项目，分为8个分量表：4周、16周、28周、40周、52周、18个月、24个月、36个月的。Gesell认为，上述8个月龄是关键年龄，儿童在这8个月龄的变化最大，是发育过程中的转折年龄。其他月龄的儿童可以参照年龄最近的表来测查。如果适应性行为DQ在85以下，表明可能由某些器质性损伤，DQ在75以下，表明由发育落后。该量表主要从以下四个方面对婴幼儿行为进行测查：①动作：分为粗动作和细动作。粗动作指身体的姿势，头的平衡，以及坐、立、爬、走、跑、跳的能力；细动作指用手的能力。②顺应：对外界刺激物的分析综合以顺应新情境的能力，如对物体、环境的精细感觉，解决实际问题时协调运动器官的能力等；③言语：理解、表达言语的能力；④社会应答：与周围人们交往的能力和生活自理能力。一次测试约60分钟。由于测试时间较长，且测试者需要经过严格的专业训练，一般用于康复科高危儿童的复查。

四、贝利婴儿发育量表

贝利婴儿发育量表（Bayley Scales of infant development, BSID）是由美国加州伯克利婴儿发育研究所的儿童心理学家贝利（N. Bayley）于1933年发表的，1969年进行了修订。BSID已成为国际通用、权威性的婴幼儿发展量表，广泛用于临床诊断和跨文化研究。我国学者易受蓉于1986—1988年在美国西雅图华盛顿大学进修儿童行为发育专业期间受过施测BSID的专门训练，通过施测建立了长沙市的常模。1992年修订完成了贝利婴幼儿发展量表（中国城市修订版）。贝利婴儿发育量表适用于2~30个月的儿童，包括三个分量表：

（1）智能量表：内容有知觉、记忆、学习、问题解决、发育、初步的语言交流、初步的抽象思维活动等。

（2）运动量表：主要测量坐、站、走、爬楼等粗动作能力，以及双手和手指的操作技能。

（3）行为记录（infant behavioral record, IBR）：是一种等级评定量表，用来评价儿童个性发育的各个方面，如情绪、社会行为、注意广度以及目标定向等。在上述两项测验结束后，由检查者根据婴幼儿的行为表现进行记录，然后对照IBR表，了解该项行为发育的快慢，但目前国内没有IBR表，不能将检查结果进行标准化，测试者只能根据自己的观察做出一个总体评价。

测试一个儿童一般需要1个小时左右，由于测试所需时间较长，且测试者需要经过严格的培训，需专门人员进行测试，因此，一般用于康复科高危儿童的复查。

儿童的发育与行为主要表现在运动、语言、感知和适应环境的能力等方面的发展过程。国内外已有很多量表及测验用于评估儿童行为与发育各方面的能力。新生儿行为神经测定（neonatal behavioral neurological assessment, NBNA）量表主要用于高危新生儿神经及脑功能评估，能够早期发现患儿的异常并为早期干预提供依据，广泛用于高危新生儿的筛查评估；丹佛发育筛查测验（Denver developmental screening test, DDST）量表主要用于6岁以下儿童的智能筛查，不能测定智商，也不能诊断疾病，一般用于儿童康复保健科对高危儿童的动态监测；格塞尔发育诊断量表（Gesell development diagnosis scale, GDDS）主要用于4周至3岁的婴幼儿神经功能的评估，主要用于出院后儿童的复查；贝利婴儿发育量表（Bayley Scales of infant development, BSID）是国际通用的婴幼儿发展量表，由于测试者需要经过严格的培训且测试时间较长，不适合病房普通护士的常规测查，主要用于高危儿童出院后的发展评估。

五、NBNA量表的应用

何莉等对135例窒息新生儿的研究发现，窒息新生儿NBNA评分在行为能力、被动肌张力、主动肌张力方面扣分率分别为55.56%、68.26%和76.3%，明显高于正常新生儿，且窒息程度越重，NBNA评分越低。因此，可利用NBNA对窒息高危新生儿进行早期行为监测，对评分较低者给予早期干预，以促进窒息新生儿行为神经的发育，减少后遗症的发生。郑伯花、曾令聪等对396例足月高危儿（包括母亲妊娠期高血压疾病、胎位异常、胎盘、脐带异常、胎儿宫内窘迫、高胆红素血症等）的研究发现，足月高危儿NBNA评分明显低于正常新生儿，对高危儿给予早期干预后，NBNA评分较前有明显升高。因此，NBNA评分可对高危新生儿进行行为神经筛查，并对脑功能异常的新生儿进行动态监测，以早期发现并给予适当的干预和治疗，降低新生儿脑损伤的危害，改善高危儿的预后。

第二节　儿童疼痛评估

疼痛是与实际或潜在的组织损伤相关联的不愉快的感觉和情绪体验。北美护理诊断协会（NANDA）将疼痛定义为"个体经受或叙述有严重不适或不舒服的感受"。疼痛分为急性疼痛和慢性疼痛。急性疼痛是指继发于肢体创伤而产生的疼痛，可随着创伤的痊愈而减轻；慢性疼痛是指持续数月甚至更长时间，通常超过3~6个月的疼痛。疼痛是神经末梢感受器受到伤害和病理刺激后，通过神经冲动传导到中枢的大脑皮质而产生的。同时它又是一种主观的反应，包括感觉和情绪的反应。未缓解的疼痛会给患者造成多方面的损害，国际上呼吁将疼痛定义为继体温、脉搏、呼吸、血压四大生命体征之后的第五生命体征。传统观念认为，小儿不能感受疼痛。但是许多研究已经表明：妊娠24周胎儿已经形成了感受疼痛的神经通路和解剖结构，同样可以感受疼痛，而且，小儿神经系统缺乏对疼痛的有效抑制，往往遭受比成人更为强烈的疼痛。新生儿疼痛主要来源于各种侵入性操作，如动静脉穿刺、足跟采血、肌内注射、气管插管、留置胃管等，而新生儿在遭受疼痛刺激后可产生生理指标、生化指标以及行为表现方面的变化，如心率和呼吸加快、血压升高、下颌颤抖、面部扭曲、鼻唇沟加深以及一些内分泌激素的增加等，小儿麻醉权威Steward指出，小儿会对疼痛产生记忆，因此会有短期或长期的不良影响，因此临床医务工作者应积极地控制小儿疼痛。准确的疼痛评估是疼痛管理的关键。但是，临床上一些特殊人群，如新生儿和婴幼儿、认知障碍者以及ICU危重患者缺乏完善的认知功能和确切的语言表达能力，疼痛的评估工作给医护人员带来了许多困难和挑战。

理想的疼痛评估方法需要具备有效性、可靠性、敏感性和特异性。常用的小儿疼痛评估方法有自我评估、行为评估和生物学评估。鉴于疼痛是一种主观感受，只有遭受疼痛的个体才可体会到，所以患者自我报告法是最准确和最有效的疼痛评估方法，也是临床疼痛准确评估的"金标准"。对于不能自我报告疼痛的患者，如新生儿、婴幼儿、认知障碍者及危重症患者，对于他们疼痛评估可采用行为评估和生物学评估。行为评估可为患者是否在经历疼痛提供线索和依据，通过对患者行为的观察进行疼痛评分评估患者的疼痛强度。生物学评估法通常包括评估患者的心率、呼吸、血压、血氧饱和度、代谢及内分泌的变化等。常用的儿童疼痛评估表有：① 新生儿婴儿疼痛评分（neonatal\infant pain scale, NIPS）、（Crying, Requires Increased oxygen Administration, Increased Vital Signs, Expression, Sleeplessness , CRIES）、东安大略儿童医院评分表（Children's Hospital Eastern Ontario Pain Scale, CHEOPS），适用于0~2岁儿童；②脸、腿、活动、哭闹、安抚评估量表（Faces，Legs，Activity，Cry，Consolability Observation Tool，FLACC）；CHEOPS、面部表情评分法（Faces Pain Scale，FPS），适用于2~7岁；③数字评分法（Numeric Rating Scale，NRS），视觉模拟评分法（Visual Analog Scale，VAS），适用于8~12岁；④Numeric、VAS，适用于大于12岁儿童。其中视觉模拟评分、面部表情评分以及数字评分法见前面成人疼痛评估部分。这里主要介绍CRIES、FLACC、NIPS和CHEOPS、NIPS。

一、新生儿术后疼痛评分（CRIES）

新生儿术后疼痛评分（neonatal postoperative pain assessment score，CRIES）由美国Missouri大学制订，用于评估新生儿的术后疼痛，CRIES是由哭闹（crying）、氧饱和度＞95%所需的氧浓度（required for Sp＞95%）、生命体征升高（increased vital signs）、面部表情（expression）和失眠（sleep lessness）5项英文的首字母合成。每项分值为0~2分，总分为10分，见表4-2-1。3分以上需要止痛，4~6分为中度疼痛，7~10分为重度疼痛。有研究表明CRIES有较强的实用性和可靠性。

表4-2-1　CRIES评分

	0分	1分	2分
哭闹	无	高声哭但可安抚	高调哭不可安抚
SpO_2＞95%时对FiO_2的要求（require FiO_2 for SpO_2＞95%）	无	≤30%	＞30%
生命体征升高（increased vital signs）	HR、BP无变化	HR、BP上升幅度＜术前的20%	HR、BP上升幅度＞术前的20%
面部表情（expression）	无痛苦表情	痛苦表情	痛苦表情伴有呻吟
睡眠障碍（sleepless）	无	频繁觉醒	不能入睡

[量表来源：刘莹，刘天婧，王恩波.不同年龄段儿童疼痛评估工具的选择.中国疼痛医学杂志.2008,18(12)753.]

二、FLACC疼痛评分法

FLACC疼痛评分法，主要用于0~3岁儿童。包括面部表情（facial expression）、腿的动作（leg movement）、活动（activity）、哭闹（crying）和可抚慰性（consolability）五项内容。每一项内容按0~2分评分，总分为10分，见表4-2-2，得分越高疼痛越严重。

159

表4-2-2　FLACC评分

	0分	1分	2分
面部表情（face）	微笑	偶尔皱眉、面部扭歪、淡漠	经常下颌颤抖或咬紧
腿（leg）	放松体位	紧张、不安静	腿踢动
活动（activity）	静卧或活动自如	来回动	身体屈曲、僵直或扭动
哭（cry）	无	呻吟、呜咽、偶诉	持续哭、哭声大
安慰（consolability）	无须安慰	轻拍可安慰	很难安慰

[量表来源: Merkel, Voepel-lewis, Shayevitz, et al. The Flacc: A behavioral scale for scoring postoperative young children. Pediatric Nursing, 1997, 23(3): 294.]

三、新生儿疼痛评分表

　　新生儿疼痛评分表（neonatal infant pain scale, NIPS）由加拿大EASTERN ONTARIO儿童医院制订，用于评估早产儿和足月儿操作性疼痛。NIPS主要通过观察早产儿行为的变化，包括面部表情、哭闹、呼吸形式、上肢、下肢和觉醒状态6项评估新生儿的疼痛状况。总分为6项之和，最低为0分，最高为7分，见表4-2-3，分值愈高表示疼痛愈重。NIPS评分适用于婴儿、幼儿或无语言表达能力的患儿，对于严重的生长发育迟缓或严重的智力障碍，NIPS在使用时要与家长合作，以便更好地评估儿童的疼痛行为。NIPS内容主要有以下几个方面：

　　面部表情

　　0: 肌肉放松: 面部表情平静

　　1: 皱眉头: 面部肌肉紧张, 眉头和下巴都有皱纹（负面的面部表情—鼻子、嘴巴和下巴）

　　哭闹

　　0: 不哭: 安静、不哭

　　1: 呜咽: 间断的、轻微的哭泣

　　2: 大哭: 大声尖叫、声音不断响亮的、刺耳的、持续的

　　呼吸形态

　　0: 放松: 孩子平常的状态

　　1: 呼吸形态改变: 不规则、比平常快, 噎住、屏气

　　手臂

　　0: 放松或受限: 没有肌肉的僵直, 偶尔手臂随机的运动

　　1: 屈曲、伸展: 紧张、手臂伸直、很快地伸展或屈曲

　　腿

　　0: 放松或受限: 没有肌肉的僵直, 偶尔腿部随机的运动

160

1: 屈曲、伸展: 紧张、腿伸直、很快地伸展或屈曲

觉醒的状态

0: 入睡、觉醒: 安静、平和、入睡或觉醒或平静的

1: 紧急、局促不安: 激惹

表4-2-3 新生儿疼痛评分表（NIPS）

项目	0分	1分	2分
面部表情	放松	面部扭曲	–
哭闹	无	呻吟	大哭
呼吸改变	平静、规律	呼吸方式改变	–
上肢	放松	屈曲或伸展	–
下肢	放松	屈曲或伸展	–
意识觉醒状况	平静入睡或觉醒	烦躁不安	–

［量表来源: 刘莹,刘天婧,王恩波. 不同年龄段儿童疼痛评估工具的选择. 中国疼痛医学杂志, 2008,18（12）: 753.］

四、早产儿疼痛评分

早产儿疼痛评分（premature infant profile，PIPP）由加拿大Toronto和McGill大学制订,用于评估早产儿疼痛。包括胎龄、行为、心率、氧饱和度、皱眉、挤眼和鼻唇沟7项。其中行为状态是指潜在疼痛发生前的早产儿行为,需要观察15秒; 心率、氧饱和度、皱眉、挤眼和鼻唇沟几项是指疼痛发生时的变化,需要观察30秒,在此之前需要记录心率、氧饱和度的基础值。皱眉、挤眼和鼻唇沟选项中的时间百分数是指疼痛发生时,各项出现时间占观察时间的百分数。PIPP总分为7项之和,最低为0分,最高为21分,见表4-2-4,分值大于12分表示存在疼痛,得分越高,疼痛越严重。研究证明其测量可信度高。

表4-2-4 早产儿疼痛评分（PIPP）

项目	0分	1分	2分	3分
胎龄	≥36	32~35	28~31	<28
行为状态	活动/清醒、睁眼,有面部活动	安静/清醒、睁眼,无面部活动	活动/睡觉、闭眼,有面部活动	安静/睡觉、闭眼,无面部活动
心率增加次数（次/分）	0~4	5~14	15~24	≥25
氧饱和度下降（%）	0~2.4	2.5~4.9	5.0~7.4	≥7.5

续表

项目	0分	1分	2分	3分
皱眉	无	轻度	中度	重度
挤眼	无	轻度	中度	重度
鼻唇沟加深	无	轻度	中度	重度

注: 疼痛刺激前观察婴儿15秒,评估其行为状态,疼痛刺激后观察婴儿30秒,"无"为出现该动作时间≤评估时间的9%,"轻度"、"中度"、"重度"表示该动作持续时间分别为评估时间的10%~39%、40%~69%、≥70%

[量表来源: 徐东娟,王克芳. 新生儿疼痛的评估工具. 中华护理杂志,2005,40(10): 791.]

五、东大略儿童医院疼痛评分

东大略儿童医院疼痛评分(children's hospital eastern ontario pain scale, CHEOPS)评分主要适用于学龄前儿童。医护人员主要通过患儿的行为反应从有无哭闹、面部表情、语言、体位、触摸伤口的表现、腿部的运动来判断儿童有无疼痛,见表4-2-5,所有项目得分总和越高则疼痛程度越重。有研究表明: CHEOPS评分对于4~7岁,甚至是0~7岁的儿童都有良好的信效度。

表4-2-5　东大略儿童医院疼痛评分表(CHEOPS)

	0分	1分	2分	3分
哭闹	无	无	呻吟	大声哭闹
面部表情	正常面部表情	正常面部表情	愁眉苦脸	
语言表达	与疼痛无关话题	懒言	主诉疼痛	
强迫体位	无	自然放松	蜷缩、特定强迫体位	
触摸疼痛部位	无	无触摸动作	触摸疼痛部位	
腿部位置	自然放松	自然放松	烦躁不安、不断变换	

(量表来源: 周谊霞,王林. 疼痛护理学. 北京: 人民卫生出版社. 2013.)

六、疼痛量表案例应用

患儿,女,生后7天,胎龄40周,出生体重2680g,诊断: 新生儿感染。静脉留置针留置过程中,患儿出现哭闹、声音响亮,额头和下巴均有皱纹,出现心率、呼吸加快,四肢不停地挥舞。请使用新生儿疼痛评分表(NIPS)评估患儿是否存在疼痛。

案例解析:

特征1,面部表情:患儿在侵入性操作(留置静脉留置针过程)后额头和下巴出现皱纹,NIPS评分得1分。

特征2,哭闹:哭声,声音高调,NIPS评分得2分。

特征3,呼吸:患儿出现呼吸加快,NIPS评分得1分。

特征4,手臂和腿:患儿四肢出现伸展和屈曲的动作,NIPS评分得2分。

特征5,意识觉醒状态:患儿哭闹,NIPS评分得1分。

综上评估,患儿在侵入性操作后,NIPS评分得分为7分,分值最高,说明患儿正在遭受疼痛。

第三节 儿童压疮风险评估

压疮是指身体局部组织长期受压,血液循环障碍,局部组织持续缺血、缺氧,营养缺乏,导致皮肤失去正常功能,而引起的组织损伤和坏死。2007年美国压疮咨询委员会将压疮定义为,皮肤或皮下组织由于压力,或复合有剪切力和(或)摩擦力的作用而发生在骨隆突处的局限性损伤,并对压疮进行了新的分期(从可疑深部组织损伤期到不可分期共六期)。压疮使得患者的住院时间延长、增加了患者的经济负担,并且影响患者的预后,一直是护理研究的热点问题,也是住院患者入院评估的内容之一。压疮危险评估有助于早期发现高危人群,指导早期预防护理工作,是压疮护理的关键。相对成人而言,住院患儿作为发生压疮的特殊群体尚未得到足够重视。住院患儿特别是新生儿皮肤比较脆弱,表皮角质层发育不成熟、真皮层与表皮之间连接不紧密、真皮层发育不完善(缺乏角质层、弹力纤维较少)、皮肤缺乏脂肪层的保护等,使得新生儿的皮肤容易受到不同程度的损伤。除外生理因素,ICU住院患儿由于疾病的原因需要接触各种刺激性操作,如气管插管,留置留置胃管、监护用各种探头及电极片的使用,以及各种刺激性药物的使用等容易破坏新生儿皮肤的完整性而导致皮肤破损。因此,对住院患儿的皮肤护理应引起医护人员的重视。有数据调查显示,儿科患者中的压疮发生率为0.47%~13.1%,而儿科重症监护室(ICU)患者中压疮的发生率为27%。国内尚未发现专门用于儿童压疮危险评估的工具。儿童压疮的危险因素与成人相似,1996年Quigley和Curley对成人压疮风险评估表(Braden压疮量表)进行了改编,以使其适用于儿科患者,新版的Braden Q压疮量表显示了较高的灵敏度和特异度,能够有效地识别可能发生压疮的高危婴幼儿患者。Braden—Q量表是国外应用较广、评价较高的儿童压疮评估工具。ICU中常常需要使用多种监测仪器和引流管道,患儿往往容易受到多种管道的压迫,加之患儿自身存在的肢体制动或意识昏迷,导致患儿长时间受压,而最终产生局部的缺血损伤。引起皮肤损伤,据报道,医疗器械压迫造成的皮肤损伤的发生率高达24.81%。有文献报道,27.3%儿童压疮与医疗器械有关。因此,护理人员须加强观察,频繁检查患儿的肢体位置和管道情况,减少和避免压迫损伤。

一、儿童压疮风险评估表

Braden—Q量表是由Quigley和Curley改编自成人压疮风险评估表（Braden压疮量表），用于对儿童患者进行压疮风险评估，内容包含移动度、活动度、感知觉、浸渍、摩擦与剪切、营养、组织灌注与氧合7个条目，总分7~28分，见表4-3-1，以16分为分界值，≤16分说明患儿压疮的风险，得分越低，压疮风险越大。有研究证明，该量表的灵敏度和特异度分别为83%和58%。

表4-3-1　Braden—Q量表

项目	评分				得分
移动能力	4 不受限 可独立进行主要的体位改变，能随意改变	3 轻度受限 可经常移动且独立进行改变体位或四肢的位置	2 严重受限 偶尔能轻微的改变身体或四肢的位置，但不能独立翻身	1 完全受限 完全不能自主改变体位或四肢的位置	
活动能力	4 经常步行 室外步行每日至少2次，室内步行至少每2小时一次（清醒期间）	3 可偶尔步行 白天偶尔步行但距离很短，部分时间在床上或椅子上	2 局限于轮椅活动 步行严重受限或不能步行，不能耐受体重和（或）必须借助椅子或轮椅活动	1 卧床不起 被限制于床上	
感知	4 没有改变 对指令性语言有反应，无感觉受损	3 轻度受限 对指令性语言有反应，但不能总是用语言表达不舒适或有1~2个肢体感受疼痛能力受损	2 大部分受限 只对疼痛有反应，只能有呻吟、烦躁不安表示，不能用语言表达不舒适或痛觉能力受限大于1/2体表面积	1 完全受限 由于意识水平下降或用镇静药后对疼痛刺激无反应，或者身体大部分不能感知疼痛	
潮湿	4 很少潮湿 皮肤通常是干燥的，按常规更换床单即可	3 偶尔潮湿 要求每12小时更换一次床单	2 经常潮湿 皮肤频繁潮湿，床单至少每8小时更换一次	1 持久潮湿 由于小便或出汗，皮肤几乎一直处于潮湿状态	

续表

项目	评分				得分
摩擦力-剪切力	4 无 能独立在床上或椅子上改变移动,并有足够的肌肉力量在移动时完全抬空躯体,在床上或椅子上总是能保持良好的体位但偶尔会滑下来	3 无明显问题 躯体移动乏力或需要非常小的协助,在移动过程中,皮肤在一定程度上会碰到床单、椅子、约束带或其他设施;能在床上或椅子上保持相对好的姿势,但偶尔会滑下来	2 有潜在问题 移动时需要很大的协助,不能完全抬空身体而不碰到床单,在床上或椅子上经常滑落;需要很大的帮助才能调整体位	1 有此问题 痉挛或躁动不安使皮肤经常受到摩擦力和剪切力	
营养	4 营养摄入良好 规律用餐,每餐摄入正常量的食物,通常吃4份或更多的肉和乳制品,两餐间偶尔加餐;不需其他营养补充	3 营养摄入适当 可摄入供给量的一半以上;每天4份肉或乳制品,偶尔拒绝用餐,如果供给点心通常会吃掉;依靠管饲或肠外营养能达到绝大部分的营养需求	2 营养摄入不足 很少吃完一餐饭,通常只能摄入所给食物的一半;血清白蛋白小于3mg/dl;每天摄入3份肉类或乳制品;依靠管饲或肠外营养能达到大部分的营养需求	1 重度营养摄入不足 禁食或清流质饮食或静脉输液5天以上;血清白蛋白小于2.5mg/dl;从未吃完一餐饭,很少能摄入所供给食物的1/2以上;每天摄入2份或以下的肉类或乳制品,很少摄入液体	
组织灌注或氧合作用	4 很好 血压正常,氧饱和度＞95%;血红蛋白正常;毛细血管再充盈时间＜2秒	3 充足 血压正常,氧饱和度＜95%或血红蛋白＜10mg/dl;毛细血管充盈时间＞2秒,血清pH正常	2 受限 血压正常,氧饱和度＜95%或血红蛋白＜10mg/dl或毛细血管充盈时间＞2秒,血清pH＜7.40	1 非常受限 低血压(舒张压＜50mmHg,新生儿＜40mmHg)或不能耐受生理性体位改变	

[量表来源: Noonan C, Quigley S, Curley M A Q. Using the Braden Q Scale to predict pressure ulcer risk in pediatric patients. Journal of pediatric nursing,2011,26(6): 567.]

二、案例应用

患儿,男,生后26天,体重2580g,诊断:慢性肺疾病,无创呼吸机NCPAP模式辅助通气,持续心电监护中,保留胃管,持续胃肠减压;血清pH在7.35~7.40之间,血氧饱和度维持在90%~93%之间,血压正常,血红蛋白11mg/L,毛细血管再充盈时间<2秒,配方奶30ml Q2h,能完成奶量。

案例解析:

特征1,移动能力:患儿为新生儿,不能自主改变体位,能轻微地移动躯体或活动四肢,评分得2分。

特征2,患儿不能行走,且持续呼吸辅助通气被限制体位,评分得1分。

特征3,感知:患儿对疼痛有反应,但不能用语言表达不适,只能用哭、烦躁不安表示,评分得2分。

特征4,摩擦力-剪切力:患儿不能自主调整体位,躯体和四肢经常受到摩擦力和剪切力,评分得1分。

特征5,潮湿:由于大小便原因,患儿皮肤经常潮湿,评分得2分。

特征6,营养:患儿由于慢性肺疾病原因,需要限液治疗,营养摄入适当,评分得3分。

特征7,组织灌注和氧合:血清pH在7.35~7.40之间,血氧饱和度维持在90%~93%之间,血压正常,血红蛋白11mg/L,毛细血管再充盈时间<2秒,评分得2分。

综上评估,患儿的Braden—Q评分总分为13分,<16分,说明该患儿有压疮发生的风险,护士应该采取措施预防压疮的发生。

第四节　儿童神经系统评估

中枢神经系统是生命活动的中枢,维持意识是大脑重要的功能,脑干和大脑半球受损均可影响意识状态,产生意识障碍。意识障碍是指人对周围环境及自身状态的识别和觉察能力出现障碍。根据意识障碍的程度可分为嗜睡、意识模糊、昏睡、昏迷。昏迷(coma)是最严重的意识障碍,是指患者深度、持久的意识丧失,与之讲话及给以感官及物理刺激均不能被唤醒。昏迷有轻重之分:①浅昏迷:患者对强烈刺激如注射仍存在防御反应;瞳孔对光反射,角膜反射,吞咽反射及眶上压痛反应仍存在;呼吸脉搏及血压等生命体征正常。②中度昏迷:对痛觉刺激无反应,对光反射、角膜反射存在或不够灵敏,生命体征正常。③深昏迷:对外界一切刺激均无反应,瞳孔散大,对光、角膜反射消失,生命体征可存在不同程度障碍。正确判断儿童意识水平并对脑功能状态做出恰当的评估,对于判断预后、调整治疗、提高患儿生存质量至关重要。常用的评分方法包括格拉斯哥昏迷量表(Glasgow coma scale,GCS)、儿童脑功能分类量表(pediatric cerebral performance category scale,PCPC)。

一、改良后Glasgow昏迷评分

GCS评分是英国的Teasdale和Jennett于1974年创建的,是目前应用最广泛的意识评估方法,也是昏迷评分的"金标准"。医学工作者对GCS评分进行改良,制订了改良后GCS评分,改良的GCS评分基于不同年龄儿童的发育特点,对其肢体运动、语言及睁眼等反应进行评分,可以准确地评估患儿的脑功能,并提示预后。根据患者睁眼、语言及运动对刺激的不同反应进行打分,然后将三种反应得分相加。满分为15分,8分以下为昏迷,3分为最低值,见表4-4-1。13~15分为轻度意识障碍; 9~12分为中度意识障碍; 3~8分为重度意识障碍。评分越低,说明病情越重,预后越差。

表4-4-1 改良后Glasgow昏迷评分

功能测定		评分
>1岁	<1岁	
睁眼		
自发	自发	4
语言刺激	声音刺激时	3
疼痛刺激	疼痛刺激时	2
刺激后无反应	刺激后无反应	1
最佳运动反应		
服从命令动作	自发	6
因局部疼痛而动	因局部疼痛而动	5
因疼痛而屈曲回缩	因疼痛而屈曲回缩	4
因疼痛而呈屈曲反应(似皮质强直)	因疼痛而呈屈曲反应(似皮质强直)	3
因疼痛而呈伸展反应(似去大脑强直)	因疼痛而呈伸展反应(似去大脑强直)	2
无运动反应	无运动反应	1

功能测定			评分
>1岁	2~5岁	0~23个月	
最佳语言反应			
能定向说话	适当地单词、短语	微笑、发声	5
不能定向	词语不当	哭闹、可安慰	4
语言不当	持续哭闹、尖叫	持续哭闹、尖叫	3
语言难以理解	呻吟	呻吟、不安	2
无说话反应	无反应	无反应	1

（量表来源：马秀芝．中华儿科护理"三基"训练手册．济南：山东科学技术出版社，2006．）

二、儿童脑功能分类量表

儿童脑功能分类量表（pediatric cerebral performance category，PCPC）是评估危重患儿尤其是CPR患儿预后的简易方法，也是评估儿童心脏停搏后神经系统恢复情况的常用标准。PCPC分为6级，随着分值的增加提示脑功能损害加重。有学者于1992年开始使用PCPC评估普通儿科重症监护病房（PICU）的患儿，其评分结果与相关心理测试结果相关性良好。也有学者认为在出院时及出院后连续进行PCPC分级有利于对PICU存活患儿的神经系统预后进行总体评估，并且结果可靠。PCPC评分具体内容见表4-4-2。

表4-4-2　PCPC评分

分数	分级	描述
1	正常	正常：与年龄相匹配的水平；学龄儿童能进入正规学校学习
2	轻度残疾	意识：清醒，并能发生与年龄相匹配的互动；学龄儿童可进入正规学校学习，但不能进入与其年龄相符的年级学习；可能存在轻度神经系统功能障碍
3	中度残疾	意识：可独立完成与其年龄相匹配的日常生活；学龄儿童可接受特殊教育（或）存在学习障碍
4	严重残疾	意识：因脑功能损害，日常生活需依赖他人完成
5	昏迷或植物状态	非脑死亡标准表现的任何程度的昏迷：无意识，即表面上是醒着的，但不能知晓周围环境；大脑无反应且皮层无功能（语言语刺激不能唤醒）；可能存在某些反射、自发睁眼和睡眠-觉醒循环
6	脑死亡	呼吸停止，反射小时和（或）脑电呈静息电位

（量表来源：王荃，钱素云．儿童意识水平及脑功能障碍的常用评估方法．中华实用儿科临床杂志，2013，28（18）：1367-1369．）

第五节　新生儿Apgar评分

Apgar评分,即阿氏评分、新生儿评分,最初是由麻醉科医师Virginia Apgar博士提出的。Apgar(阿普加)评分内容包括,肌张力(activity)、脉搏(pulse)、皱眉动作即对刺激的反应(grimace)、外貌(肤色)(appearance)、呼吸(respiration),是新生儿出生后立即检查其身体状况的标准评估方法。在新生儿出生后,根据皮肤颜色、心搏速率、呼吸、肌张力及运动、反射五项体征进行评分。Apgar评分8~10分为正常,4~7分为轻度(青紫)窒息,0~3分为重度(苍白)窒息。评分具体标准是:

(1)皮肤颜色:评估新生儿肺部血氧交换的情况。全身皮肤呈粉红色为2分,手脚末梢呈青紫色为1分,全身呈青紫色为0分。

(2)心搏速率:评估新生儿心脏跳动的强度和节律性。心搏有力大于100次/分为2分,心搏微弱小于100次/分为1分,听不到心音为0分。

(3)呼吸:评估新生儿呼吸中枢和肺的成熟度。呼吸规律为2分,呼吸节律不齐(如浅而不规则或急促费力)为1分,没有呼吸为0分。

(4)肌张力及运动:评估新生儿中枢反射及肌肉强健度。肌张力正常为2分,肌张力异常亢进或低下为1分,肌张力松弛为0分。

(5)反射:评估新生儿对外界刺激的反应能力。对弹足底或其他刺激大声啼哭为2分,低声抽泣或皱眉为1分,毫无反应为0分。

轻度窒息的新生儿一般经清理呼吸道、吸氧等措施后会很快好转,预后良好。一般新生儿出生后,分别做1分钟、5分钟及10分钟的Apgar评分,以便观察新生儿窒息情况的有无及其变化,以此决定是否需要做处理,以及做相应处理后,评价新生儿的恢复情况。

详见表4-5-1。

表4-5-1　Apgar评分

项目	0分	1分	2分
皮肤颜色	青紫或苍白	躯干红,四肢青紫	全身红
心率(次/分)	无	<100	>100
弹足底或插鼻管反应	无反应	有些动作,如皱眉	哭,喷嚏
肌张力	松弛	四肢略屈曲	四肢能活动
呼吸	无	慢,不规则	正常,哭声响

(量表来源:崔焱. 儿科护理学,第3版. 北京:人民卫生出版社. 2002.)

案例应用

患儿为第1胎第1产,胎龄41周,因"胎儿窘迫"剖宫产娩出,宫内窘迫表现为晚期减速,最低80次/分。生后躯干红,四肢青紫,四肢松软,自主呼吸不规则,心率98次/分,刺激有皱眉动作,1分钟Apgar评分4分(肤色、呼吸、心率、对刺激的反应各减1分,肌张力减2分),经清理呼吸道、球囊加压给氧,患儿全身肤色红润,刺激后哭闹、肢体回缩,心率120次/分,四肢肌张力略减低,5分钟Apgar评分9分(肌张力减1分)。10分钟Apgar评分为10分。

诊断: 新生儿窒息(轻度)

第六节　小儿危重症病例评分法

1984年,上海市儿童医院等13家单位共同拟定了"危重症病例评分法试行方案"。1995年中华医学会儿科学会及中华医学会急诊学会儿科学组,制订了"小儿危重症病例评分法"(pediatric critical illness score, PCIS)。有研究显示,小儿危重症病例评分法得分越低,器官功能衰竭的发生率越高,病死率也越高,证明了小儿危重症病例评分法能够准确判断病情的轻重,指导临床进行有效的治疗。

PCIS主要检查11个指标: 心率、血压、呼吸、氧分压、pH、钠离子、钾离子、肌酐、尿素氮、血红蛋白、胃肠系统,每项分值分别为4分、6分、10分,满分为100分,见表4-6-1,每项参数单项得分相加即得患者的总分,分值越低,患儿的病情越严重。PCIS首次评分需在24小时内完成,根据情况可进行多次评分。PCIS是目前国内应用最广泛的危重患儿病情评估方法。

表4-6-1　小儿危重症病例评分法

项目	测定值即表现		分值
	<1岁	≥1岁	
心率(次/分)	<80或>180	<60或>160	4
	80~100或160~180	60~80或140~160	6
	其余	其余	10
收缩压	<55或>130	<65或>150	4
	55~65或100~130	66~75或131~150	6
	其余	其余	10
呼吸(次/分)	<20或>70或明显节律不齐	<15或160或明显节律不齐	4
	20~25或40~70	15~20后35~60	6
	其余	其余	10

续表

项目	测定值即表现		分值
动脉血氧分压	<50	<50	4
	50~70	50~70	6
	其余	其余	10
pH	<7.25或>7.55	<7.25或>7.55	4
	7.25~7.30或7.50~7.55	7.25~7.30或7.50~7.55	6
	其余	其余	10
血钠	<120或>160	<120或>160	4
	120~130或150~160	120~130或150~160	6
	其余	其余	10
血钾	<3.0或>6.5	<3.0或>6.5	4
	3.0~3.5或5.5~6.5	3.0~3.5或5.5~6.5	6
	其余	其余	10
血肌酐	>159	>159	4
	106~159	106~159	6
	其余	其余	10
尿素氮	>14.3	>14.3	4
	7.1~14.3	7.1~14.3	6
	其余	其余	10
血红蛋白	<60	<60	4
	60~90	60~90	6
	其余	其余	10
胃肠系统	应激性溃疡出血及肠麻痹	应激性溃疡出血及肠麻痹	4
	应激性溃疡出血	应激性溃疡出血	6
	其余	其余	10

注：1. 小儿危重病例的单项指标：1）气管插管、气管切开、机械辅助呼吸者；2）严重心律紊乱；3）有弥散性血管内凝血者；4）癫痫持续状态；5）体温过低（肛温<32℃）；体温过高（肛温>41℃）

2. 分值>80非危重；71~80危重；≤70极危重

（量表来源：王曙红. 临床护理评价量表及应用. 长沙：湖南科学技术出版社，2011.）

案例应用

患儿10岁，学龄期男童，慢性病程。主因"间断水肿、蛋白尿6年，鼻出血1周，喘息4天"入院，临床特点：①6年前无明显诱因出现眼睑水肿及尿少，就诊过程中发现蛋白尿,予口服激素、中药治疗可转阴,治疗不规律,间断反复,近1年复查尿蛋白阴性,未见明显水肿及尿少;②1周前患儿抠鼻后出现鼻出血,按压不能止血,近1周反复出血;③4天前患儿出现喘息,伴有发热(体温未测),继而出现进食后均呕吐,伴有咳嗽咳痰。患儿自发病以来精神可,饮食欠佳,尿量尚可,近2~3天便色深,偏稀,活动耐力下降。患儿生父因"白血病"去世,余家庭成员体健。查体:血压142/103mmHg,心率125次/分,精神欠佳,反应可,颜面部水肿,面色苍黄,咽部稍充血,可见少量出血点,双侧扁桃体不大,心律齐,稍弥散,双肺听诊呼吸音粗,未闻及明显干湿性啰音,呼吸50次/分,肝脏肋下8cm,脾肋下2.5cm。移动性浊音(+)。双下肢轻度可凹性水肿。

诊断: 1. 肾功能不全,肾病综合征,肾性骨病,肾性贫血,继发性甲状旁腺功能亢进,肺水肿; 2. 急性心功能不全; 3. 肺炎。

入院后考虑患儿病情危重,予小儿危重症评分。项目如下:

患儿>1岁,心率125次/分			评10分
血压	收缩压	142mmHg	评6分
呼吸	50次/分		评6分
PaO_2	血气测定值	62mmHg	评6分
pH	血气测定值	7.406	评10分
Na	生化测定值	137mmol/L	评10分
K	生化测定值	3.9mmol/L	评10分
Cr	生化测定值	835μmol/L	评4分
Hb	血常规测定值	64g/l	评6分
胃肠系统	无应激性溃疡及肠麻痹、无应激性溃疡出血		评10分
总分评78分	此患儿为危重		

第五章 ICU心理社会评估工具

第一节 一般心理健康与行为问题评估工具

一、睡眠质量评估量表

睡眠障碍在重症监护病房(intensive care unit, ICU)中的发生率比较高,通常被称为ICU睡眠剥夺。有研究报道ICU睡眠剥夺常会降低患者机体免疫功能,增加感染风险,影响到患者通气换气,甚至引起患者谵妄和延长呼吸机使用时间等多种并发症和意外事件发生。影响ICU患者睡眠障碍的因素很多如:灯光、噪声、疼痛、焦虑、不能自主活动、环境陌生等。Lynn M等通过大量的文献回顾总结在目前美国常用的针对住院患者睡眠质量的量表有Richards-Campbell Sleep Questionnaire(RCSQ)、Verran Snyder-Halpern Sleep Scale(VSH)和the St Mary's Hospital Sleep Questionnaire,其中RCSQ和VSH睡眠自评量表常用来评估ICU患者睡眠质量。但在国内文献检索中使用这两个睡眠自评量表比较少,也未发现其在国内的信效度检测,所以本节只介绍常用的评估睡眠障碍的匹兹堡睡眠质量指数(PSQI)。

(一)匹兹堡睡眠质量指数(Pittsburgh sleep quality index, PSQI)

1. 来源 PSQI是1989年由美国匹兹堡大学精神医生Buysse等人编制的有关睡眠质量的自评量表。因其简单实用,并能够与多导睡眠脑电图测试结果有较高的相关性,所以成为了国内外精神科评估的常用量表。国内刘贤臣等和路桃影等对匹兹堡睡眠质量指数分别进行了信效度分析,证明PSQI具有良好的信度、效度,其适合我国精神临床和正常人群睡眠质量评价研究。

2. 适用范围及人群 睡眠障碍、精神障碍的患者睡眠质量的评价,也适用于一般人睡眠质量的评价。

3. 使用方法及具体量表 PSQI主要用于评定被试者最近一个月的主观睡眠质量,由19个自评条目和5个他评条目构成,其中第19个自评条目和5个他评条目不参与计分,在此仅介绍参与计分的18个自评条目。包括主观睡眠质量、入睡时间、睡眠时间、睡眠效率、睡眠障碍、催眠药物的应用和日间功能7个部分,每个部分0~3分。0分——很好; 1分——较好; 2分——较差; 3分——很差,各个部分相加得到PSQI总分,其范围0~21分。我国PSQI成人睡眠质量差的参考值为7分以上,分数越高,表明睡眠质量越差;而PSQI≤3分则表明睡眠质量较好,被试者完成试问需要5~10分钟(表5-1-1)。

表5-1-1 评分标准

A睡眠质量 根据条目6的应答计分,"较好"计1分,"较差"计2分,"很差"计3分
B入睡时间 1)条目2的计分为"≤15分"计0分,"16~30分"计1分,"31~60"计2分,"≥60分"计3分 2)条目5a的计分为"无"计0分,"<1周/次"计1分,"1~2周/次"计2分,"≥3周/次"计3分 3)累加条目2和5a的计分,若累加分为"0"计0分,"1~2"计1分,"3~4"计2分,"5~6"计3分
C睡眠时间 根据条目4的应答计分,">7小时"计0分,"6~7"计1分,"5~6"计2分,"<5小时"计3分
D睡眠效率 1)床上时间 = 条目3(起床时间)- 条目1(上床时间) 2)睡眠效率 = 条目4(睡眠时间)/ 床上时间 × 100% 3)成分D计分位,睡眠效率 > 85%计0分,75~84% 计1分,65~74%计2分,< 65% 计3分
E睡眠障碍 根据条目5b~5j的计分为"无"计0分,"<1次/周"计1分,"1~2次/周"计2分,"≥3次/周"计3分。累加条目5b~5j的计分,若累加分为"0"则成分E计0分,"1~9"计1分,"10~18"计2分,"19~27"计3分
F催眠药物 根据条目7的应答计分,"无"计0分,"<1次/周"计1分,"1~2次/周"计2分,"≥3次/周"计3分
G日间功能障碍 1)根据条目7的应答计分,"无"计0分,"<1次/周"计1分,"1~2次/周"计2分,"≥3次/周"计3分 2)根据条目7的应答计分,"没有"计0分,"偶尔有"计1分,"有时有"计2分,"经常有"计3分 3)累加条目8和9的得分,若累加分为"0"则成分G计0分,"1~2"计1分,"3~4"计2分,"5~6"计3分
PSQI总分=计分A+计分B+计分C+计分D+计分E+计分F+计分G

指导语:下面一些问题是关于您最近1个月的睡眠情况,请选择填写最符合您近1个月实际情况的答案(表5-1-2)。

表5-1-2　匹兹堡睡眠质量指数

1. 近1个月,晚上上床睡觉通常	点钟
2. 近1个月,从上床到入睡通常需要	分钟
3. 近1个月,通常早上	点起床
4. 近1个月,每夜通常实际睡眠	小时(不等于卧床时间)

对下列问题请选择1个最适合您的答案

5. 近1个月,因下列情况影响睡眠而烦恼:

a. 入睡困难(30分钟内不能入睡)(1)无(2)<1次/周(3)1~2次/周(4)≥3次/周

b. 夜间易醒或早醒(1)无(2)<1次/周(3)1~2次/周(4)≥3次/周

c. 夜间去厕所(1)无(2)<1次/周(3)1~2次/周(4)≥3次/周

d. 呼吸不畅(1)无(2)<1次/周(3)1~2次/周(4)≥3次/周

e. 咳嗽或鼾声高(1)无(2)<1次/周(3)1~2次/周(4)≥3次/周

f. 感觉冷(1)无(2)<1次/周(3)1~2次/周(4)≥3次/周

g. 感觉热(1)无(2)<1次/周(3)1~2次/周(4)≥3次/周

h. 做恶梦(1)无(2)<1次/周(3)1~2次/周(4)≥3次/周

i. 疼痛不适(1)无(2)<1次/周(3)1~2次/周(4)≥3次/周

j. 其他影响睡眠的事情(1)无(2)<1次/周(3)1~2次/周(4)≥3次/周

如有,请说明:

6. 近1个月,总的来说,您认为自己的睡眠质量(1)很好(2)较好(3)较差(4)很差

7. 近1个月,您用药物催眠的情况(1)无(2)<1次/周(3)1~2次/周(4)≥3次/周

8. 近1个月,您常感到困倦吗(1)无(2)<1次/周(3)1~2次/周(4)≥3次/周

9. 近1个月,您做事情的精力不足吗(1)没有(2)偶尔有(3)有时有(4)经常有

(该量表来源于:汪向东,王希林,马弘. 心理卫生评定量表手册. 北京: 中国心理卫生杂志社,1999.)

二、90项症状清单(SCL-90)

1. SCL-90来源　90项症状清单(symptom checklist, SCL-90)又称症状自评量表,是世界上最著名的心理健康测试量表之一,在全球范围内广泛应用。它是由wider在1948年首次发表,当时称为康奈尔医学指数,1953年吸收了不满意度量表和Hopkins症状自评量表,经过多次修改后,在20世纪70年代由Derogatis等编制并正式出版,并广泛推广到了全世界的精神科临床和研究中。1984年王征宇把SCL-90量表介绍给国内,1986年金华等对中国人的SCL-90结果进行分析,之后便在我国得到推广。冯正直等对中国版的SCL-90的信效度进行了研究,研究结果提示中国版SCL-90是可以接受的,其患者样本各因子的

内部一致性信度较好,量表的正确百分率可达80.6%。在ICU,由于患者病情危急严重,并且需要接受24小时电子设备监护生命体征,身边又没有亲属陪伴,也不能随意活动,有的患者还需要被约束带束缚,预防其身上的管路滑脱。患者所处的环境势必会给他们带来一定的心理压力,通过SCL-90护士可以了解ICU重症患者的心理状态,有的放矢地为其做好心理护理。

2. 适用范围及人群　14岁以上人群,可用于临床精神科、心理门诊的一个筛选量表,可以区分心理健康与不健康的人群。不适用于躁狂症和精神分裂症。

3. 使用方法及具体量表　此量表共有90个项目,包含了广泛的精神病症状学内容。SCL-90是为了评定个体感觉、情感、思维、意识、行为直至生活习惯、人际关系、饮食睡眠等方面的心理健康症状而设计的。SCL-90中测量的九个因子分别是:躯体化、强迫症状、人际关系敏感、抑郁、焦虑、敌对、恐怖、偏执及精神病性。

(1)躯体化:包括1,4,12,27,40,42,48,49,52,53,56和58,共12项。主要反映主观的身体不适。

(2)强迫症状:包括3,9,10,28,38,45,46,51,55和65,共10项,主要反映临床上的强迫症状群。

(3)人际关系敏感:包括6,21,34,36,37,41,61,69和73,共9项。主要指某些个人不自在感和自卑感,尤其是在与其他人相比较时更突出。

(4)抑郁:包括5,14,15,20,22,26,29,30,31,32,54,71和79,共13项。主要反映与临床上抑郁症状群相联系的概念。

(5)焦虑:包括2,17,23,33,39,57,72,78,80和86,共10个项目。指在临床上明显与焦虑症状群相联系的精神症状及体验。

(6)敌对:包括11,24,63,67,74和81,共6项。主要从思维、情感及行为三方面来反映患者的敌对表现。

(7)恐怖:包括13,25,47,50,70,75和82,共7项。它与传统的恐怖状态或广场恐怖所反映的内容基本一致。

(8)偏执:包括8,18,43,68,76和83,共6项。主要是指猜疑和关系妄想等。

(9)精神病性:包括7,16,35,62,77,84,85,87,88和90,共10项。其中幻听,思维播散,被洞悉感等反映精神分裂样症状项目。

19,44,59,60,64,66及89共7个项目,未能归入上述因子,它们主要反映睡眠及饮食情况。在有些资料分析中,将之归为因子10"其他"。

具体评估步骤:

第一步:评定前先由工作人员向受检者交代评分方法和要求。

(1)评分方法:每一个项目均采取1~5级评分如下:

没有——自觉无该项问题计1分;

很轻——自觉有该症状,但对被试者并无实际影响,或者影响轻微计2分;

中度——自觉有该项症状,对被试者有一定影响计3分;

偏重——自觉有该项症状,对被试者有相当程度的影响计4分;

严重——自觉该症状的频度和强度都十分严重,对被试者的影响严重计5分。

（2）对于文化程度低的自评者,可由工作人员逐项念给他听,并以中性的、不带任何暗示和偏向地把问题本身的意思告诉他。

（3）评定的时间范围是"现在"或者是"最近一个星期"的实际感觉。

（4）评定结束时,由本人或临床咨询师逐一查核,凡有漏评或者重新评定的,均应提醒自评者再考虑评定,以免影响分析的准确性。

第二步: 验测打分,SCL-90的统计指标主要为总分和因子分。

（1）总分项目

1）总分: 90个项目单项分相加之和,能反映其病情严重程度。

2）总均分: 总分/90,表示从总体情况看,该受检者的自我感觉位于1~5级间的哪一个分值程度上。

3）阳性项目数: 单项分≥2的项目数,表示受检者在多少项目上呈有"病状"。

4）阴性项目数: 单项分=1的项目数,表示受检者"无症状"的项目有多少。

5）阳性症状均分:（总分-阴性项目数的总分）/阳性项目数,表示受检者在"有症状"项目中的平均得分。反映受检者自我感觉不佳的项目,其严重程度究竟介于哪个范围。

（2）因子分: 因子分共包括10个因子,即所有90个项目分为10大类。每一因子反映受检者某一方面的情况,因而通过因子分可以了解受检者的症状分布特点。

第三步: 结果分析

总症状指数: 是指总的来看,被试的自我症状评价介于"没有"到"严重"的哪一个水平。总症状指数的分数在1~1.5之间,表明被试自我感觉没有量表中所列的症状; 在1.5~2.5之间,表明被试感觉有点症状,但发生得并不频繁; 在2.5~3.5之间,表明被试感觉有症状,其严重程度为轻到中度; 在3.5~4.5之间,表明被试感觉有症状,其程度为中到严重; 在4.5~5之间表明被试感觉有,且症状的频度和强度都十分严重。

（1）阳性项目数: 是指被评为2~5分的项目数分别是多少,它表示被试在多少项目中感到"有症状"。

（2）阴性项目数: 是指被评为1分的项目数,它表示被试"无症状"的项目有多少。

（3）阳性症状均分：是指个体自我感觉不佳的项目的程度究竟处于哪个水平。其意义与总症状指数的相同。

因子分：SCL-90包括9个因子，每一个因子反映出个体某方面的症状情况，通过因子分可了解症状分布特点。因子分等于组成某一因子的各项总分与组成某一因子的项目数。当个体在某一因子的得分大于2时，即超出正常均分，则个体在该方面就很有可能有心理健康方面的问题。

（1）躯体化：主要反映身体不适感，包括心血管、胃肠道、呼吸和其他系统的不适，和头痛、背痛、肌肉酸痛，以及焦虑等躯体不适表现。

该分量表的得分在12~60分之间。得分在36分以上，表明个体在身体上有较明显的不适感，并常伴有头痛、肌肉酸痛等症状。得分在24分以下，躯体症状表现不明显。总的说来，得分越高，躯体的不适感越强；得分越低，症状体验越不明显。

（2）强迫症状：主要指那些明知没有必要，但又无法摆脱的无意义的思想、冲动和行为，还有一些比较一般的认知障碍的行为征象也在这一因子中反映。

该分量表的得分在10~50分之间。得分在30分以上，强迫症状较明显。得分在20分以下，强迫症状不明显。总的说来，得分越高，表明个体越无法摆脱一些无意义的行为、思想和冲动，并可能表现出一些认知障碍的行为征兆。得分越低，表明个体在此种症状上表现越不明显，没有出现强迫行为。

（3）人际关系敏感：主要是指某些人际的不自在与自卑感，特别是与其他人相比较时更加突出。在人际交往中的自卑感，心神不安，明显的不自在，以及人际交流中的不良自我暗示，消极的期待等是这方面症状的典型原因。

该分量表的得分在9~45分之间。得分在27分以上，表明个体人际关系较为敏感，人际交往中自卑感较强，并伴有行为症状（如坐立不安，退缩等）。得分在18分以下，表明个体在人际关系上较为正常。总的说来，得分越高，个体在人际交往中表现的问题就越多，自卑，自我中心越突出，并且已表现出消极的期待。得分越低，个体在人际关系上越能应付自如，人际交流自信、胸有成竹，并抱有积极的期待。

（4）抑郁：苦闷的情感与心境为代表性症状，还以生活兴趣的减退，动力缺乏，活力丧失等为特征。还表现出失望、悲观以及与抑郁相联系的认知和躯体方面的感受，另外，还包括有关死亡的思想和自杀观念。

该分量表的得分在13~65分之间。得分在39分以上，表明个体的抑郁程度较强，生活缺乏足够的兴趣，缺乏运动活力，极端情况下，可能会有想死亡的思想和自杀的观念。得分在26分以下，表明个体抑郁程度较弱，生活态度乐观积极,充满活力,心境愉快。总的说来,得分越高,抑郁程度越明显,得分越低,抑郁程度越不明显。

(5)焦虑:一般指那些烦躁,坐立不安,神经过敏,紧张以及由此产生的躯体征象,如震颤等。

该分量表的得分在10~50分之间。得分在30分以上,表明个体较易焦虑,易表现出烦躁、不安静和神经过敏,极端时可能导致惊恐发作。得分在20分以下,表明个体不易焦虑,易表现出安定的状态。总的说来,得分越高,焦虑表现越明显。得分越低,越不会导致焦虑。

(6)敌对:主要从三方面来反映敌对的表现:思想、感情及行为。其项目包括厌烦的感觉,摔物,争论直到不可控制的脾气爆发等各方面。

该分量表的得分在6~30分之间。得分在18分以上,表明个体易表现出敌对的思想、情感和行为。得分在12分以下表明个体容易表现出友好的思想、情感和行为。总的说来,得分越高,个体越容易敌对,好争论,脾气难以控制。得分越低,个体的脾气越温和,待人友好,不喜欢争论、无破坏行为。

(7)恐怖:恐惧的对象包括出门旅行,空旷场地,人群或公共场所和交通工具。此外,还有社交恐怖。

该分量表的得分在7~35分之间。得分在21分以上,表明个体恐怖症状较为明显,常表现出社交、广场和人群恐惧,得分在14分以下,表明个体的恐怖症状不明显。总的说来,得分越高,个体越容易对一些场所和物体发生恐惧,并伴有明显的躯体症状。得分越低,个体越不易产生恐怖心理,越能正常的交往和活动。

(8)偏执:主要指投射性思维,敌对,猜疑,妄想,被动体验和夸大等。

该分量表的得分在6~30分之间。得分在18分以上,表明个体的偏执症状明显,较易猜疑和敌对,得分在12分以下,表明个体的偏执症状不明显。总的说来,得分越高,个体越易偏执,表现出投射性的思维和妄想,得分越低,个体思维越不易走极端。

(9)精神病性:反映各式各样的急性症状和行为,即限定不严的精神病性过程的症状表现。

该分量表的得分在10~50分之间。得分在30分以上,表明个体的精神病性症状较为明显,得分在20分以下,表明个体的精神病性症状不明显。总的说来,得分越高,越多地表现出精神病性症状和行为。得分越低,就越少表现出这些症状和行为。

(10)其他项目(睡眠、饮食等):作为附加项目或其他,作为第10个因子来处理,以便使各因子分之和等于总分。

详见表5-1-3。

表5-1-3 症状自评量表SCL-90

序	问题	选项				
		没有	很轻	中度	偏重	严重
1	头痛	○	○	○	○	○
2	神经过敏,心中不踏实	○	○	○	○	○
3	头脑中有不必要的想法或字句盘旋	○	○	○	○	○
4	头晕或晕倒	○	○	○	○	○
5	对异性的兴趣减退	○	○	○	○	○
6	对旁人,责备求全	○	○	○	○	○
7	感到别人能控制您的思想	○	○	○	○	○
8	责怪别人制造麻烦	○	○	○	○	○
9	忘性大	○	○	○	○	○
10	担心自己的衣饰整齐及仪态的端正	○	○	○	○	○
11	容易烦恼和激动	○	○	○	○	○
12	胸痛	○	○	○	○	○
13	害怕空旷的场所或街道	○	○	○	○	○
14	感到自己的精力下降,活动减慢	○	○	○	○	○
15	想结束自己的生命	○	○	○	○	○
16	听到旁人听不到的声音	○	○	○	○	○
17	发抖	○	○	○	○	○
18	感到大多数人都不可信任	○	○	○	○	○
19	胃口不好	○	○	○	○	○
20	容易哭泣	○	○	○	○	○
21	同异性相处时感到害羞不自在	○	○	○	○	○
22	感到受骗,中了圈套或有人想抓住您	○	○	○	○	○
23	无缘无故地突然感到害怕	○	○	○	○	○
24	自己不能控制地大发脾气	○	○	○	○	○
25	怕单独出门	○	○	○	○	○
26	经常责怪自己	○	○	○	○	○
27	腰痛	○	○	○	○	○
28	感到难以完成任务	○	○	○	○	○

序	问题	选项				
		没有	很轻	中度	偏重	严重
29	感到孤独	○	○	○	○	○
30	感到苦闷	○	○	○	○	○
31	过分担忧	○	○	○	○	○
32	对事物不感兴趣	○	○	○	○	○
33	感到害怕	○	○	○	○	○
34	您的感情容易受到伤害	○	○	○	○	○
35	旁人能知道您的私下想法	○	○	○	○	○
36	感到别人不理解您,不同情您	○	○	○	○	○
37	感到人们对您不友好,不喜欢您	○	○	○	○	○
38	做事必须做得很慢以保证做得正确	○	○	○	○	○
39	心跳得很厉害	○	○	○	○	○
40	恶心或胃部不舒服	○	○	○	○	○
41	感到比不上他人	○	○	○	○	○
42	肌肉酸痛	○	○	○	○	○
43	感到有人在监视您,谈论您	○	○	○	○	○
44	难以入睡	○	○	○	○	○
45	做事必须反复检查	○	○	○	○	○
46	难以做出决定	○	○	○	○	○
47	怕乘电车,公共汽车,地铁或火车	○	○	○	○	○
48	呼吸有困难	○	○	○	○	○
49	一阵阵发冷或发热	○	○	○	○	○
50	因为感到害怕而避开某些东西,场合或活动	○	○	○	○	○
51	脑子变空了	○	○	○	○	○
52	身体发麻或刺痛	○	○	○	○	○
53	喉咙有梗塞感	○	○	○	○	○
54	感到前途没有希望	○	○	○	○	○
55	不能集中注意力	○	○	○	○	○
56	感到身体的某一部分,软弱无力	○	○	○	○	○

续表

序	问题	选项				
		没有	很轻	中度	偏重	严重
57	感到紧张或容易紧张	○	○	○	○	○
58	感到手或脚发重	○	○	○	○	○
59	想到死亡的事	○	○	○	○	○
60	吃得太多	○	○	○	○	○
61	当别人看着您或谈论您时感到不自在	○	○	○	○	○
62	有一些不属于您自己的想法	○	○	○	○	○
63	有想打人或伤害他人的冲动	○	○	○	○	○
64	醒得太早	○	○	○	○	○
65	必须反复洗手,点数	○	○	○	○	○
66	睡得不稳不深	○	○	○	○	○
67	有想摔坏或破坏东西的想法	○	○	○	○	○
68	有一些别人没有的想法	○	○	○	○	○
69	感到对别人神经过敏	○	○	○	○	○
70	在商店或电影院等人多的地方感到不自在	○	○	○	○	○
71	感到任何事情都很困难	○	○	○	○	○
72	一阵阵恐惧或惊恐	○	○	○	○	○
73	感到公共场合吃东西很不舒服	○	○	○	○	○
74	经常与人争论	○	○	○	○	○
75	单独一人时神经很紧张	○	○	○	○	○
76	别人对您的成绩没有做出恰当的评价	○	○	○	○	○
77	即使和别人在一起也感到孤单	○	○	○	○	○
78	感到坐立不安,心神不定	○	○	○	○	○
79	感到自己没有什么价值	○	○	○	○	○
80	感到熟悉的东西变成陌生或不像是真的	○	○	○	○	○
81	大叫或摔东西	○	○	○	○	○
82	害怕会在公共场合晕倒	○	○	○	○	○
83	感到别人想占您的便宜	○	○	○	○	○
84	为一些有关性的想法而很苦恼	○	○	○	○	○

序	问题	选项				
		没有	很轻	中度	偏重	严重
85	您认为应该因为自己的过错而受到惩罚	○	○	○	○	○
86	感到要很快把事情做完	○	○	○	○	○
87	感到自己的身体有严重问题	○	○	○	○	○
88	从未感到和其他人很亲近	○	○	○	○	○
89	感到自己有罪	○	○	○	○	○
90	感到自己的脑子有毛病	○	○	○	○	○

（该量表来源于：汪向东，王希林，马弘. 心理卫生评定量表手册. 北京: 中国心理卫生杂志社,1999. ）

第二节　应激及相关行为评估工具

所谓应激是机体在各种内外环境因素及社会、心理因素刺激时所出现的全身性非特异性适应反应，又称为应激反应。应激能够影响健康状况。适宜的应激增强机体的抵抗力，不良应激增加机体对疾病的易感性。由于重症监护病房与普通病房在环境、仪器设备等方面有着明显的不同，患者在接受复杂的综合性的治疗与护理的同时面对的是个陌生且复杂的环境，往往在生理和心理上受到各种刺激，处于高强度应激状态。严重的应激反应不仅可导致脏器缺血缺氧及全身性炎症反应综合征，还可导致原有病情进一步加重甚至引发多脏器功能障碍。在ICU中经常可见的应激所致机体损害的典型实例如应激性溃疡、应激性高血压、应激性高血糖等。因此，监护室护士应选择适宜的评估工具及时评估患者对应激的反应，并通过护理措施进行干预。下面就介绍几种临床常见的评估患者应激及相关行为的工具。

一、简易应对方式问卷

1. 来源　应对方式问卷（ways of coping questionnaire, WCQ）由Folkman和Lararus编制，但由于中西方文化差异，该量表不适合于我国人群。1995年，解亚宁和张育坤在国外应对方式量表基础上，根据实际应用需要，结合我国人群的特点编制了简易应对方式问卷（simplified coping style questionnaire, SCSQ），用来评估个体面对挫折时的应对方式特点。经过对城市内不同年龄、性别、文化和职业的846人测试后，得出该量表的重测信度为0.89, α系数为0.90; 积极应对分量表的α系数为0.89; 消极应对分量表的α系数为0.78。效度检测采用主成分分析法提取因子，并对初始因子模型做方差极大正交旋转。因素分析结构表明，应对方式项目确实可以分出积极和消极应对两个因子,与理论构想一致。并且常模人群的积极应对分为(1.78±0.52)分;消极应对分为(1.59±0.66)分。

2. 使用范围及人群 该量表发表以来在国内外被广泛使用,适用于各类普通人群。同时应用该量表不仅可评估个体的应对方式,还可反映出人群不同应对方式特征及其与心理健康之间的关系,为临床干预提供有效依据。曾有学者应用简易应对方式问卷调查过门诊2型糖尿病患者及产妇的应对方式及其影响因素。也有学者调查过冠心病患者家属的应对方式。可见通过分析患者及家属的应对方式及其影响因素,护士可鼓励及引导患者及家属采用积极的应对方式,降低或消除消极应对方式的影响因素,控制疾病进程,提高生活质量。

3. 使用方法及具体量表,见表5-2-1。简易应对方式问卷为自评量表,该问卷包括20个条目,由积极应对方式(条目1~12)和消极应对方式(条目13~20)两个维度(分量表)组成。结果为积极应对维度平均分和消极应对维度平均分,哪个维度平均得分越高就表示其采用该种应对方式。问卷为自评量表,采用4级评分法,即"不采取"记0分,"偶尔采取"记1分,"有时采取"记2分,"经常采取"记4分。

表5-2-1 简易应对方式问卷(解亚宁、张育昆编制)

填表说明:以下列出的是当你在生活中受到挫折打击,或遇到困难时可能采取的态度和做法,请你仔细阅读每一项,然后在右边选择回答,"不采取"为0分,"偶尔采取"为1分,"有时采取"为2分,"经常采取"为3分,请在最适合你本人的情况的数字上画"√"。

遇到挫折打击时可能采取的态度和行为	不采取	偶尔采取	有时采取	经常采取
1. 通过学习或一些其他活动解脱				
2. 与人交谈,倾诉内心烦恼				
3. 尽量看到事物好的一面				
4. 改变自己的想法,重新发现生活中什么重要				
5. 不把问题看得太严重				
6. 坚持自己的立场,为自己想得到的斗争				
7. 找出几种不同的解决问题的方法				
8. 向亲戚朋友或同学寻求建议				
9. 改变原来的一些做法或自己的一些问题				
10. 借鉴他人处理类似困难的办法				
11. 寻求业余爱好,积极参加问题活动				
12. 尽量克制自己的失望、悔恨、悲伤和愤怒				

遇到挫折打击时可能采取的态度和行为	不采取	偶尔采取	有时采取	经常采取
13. 试图休息或休假,暂时把问题(烦恼)抛开				
14. 通过吸烟、喝酒、服药或吃东西来解除烦恼				
15. 认为时间会改变现状,唯一要做的便是等待				
16. 试图忘记整个事情				
17. 依靠别人解决问题				
18. 接受现实,因为没有其他办法				
19. 幻想可能会发生某种奇迹改变现状				
20. 自己安慰自己				

(该量表来源于: 戴晓阳. 常用心理评估量表手册. 北京: 人民军医出版社,2014.)

二、应付方式问卷

1. 来源 应付作为应激与健康的中介机制,对身心健康的保护起着重要的作用。为此,1996年,肖计划、许秀峰等人参阅了国外研究应付和防御时所用的问卷,同时,结合汉语的语言特点及中国处世的行为习惯,编制了应付方式问卷(coping style questionnaire, CSQ),并对该问卷进行了信效度检测。信度评估采用再测信度检验法,6个应付因子重测相关系数分别为: 解决问题0.72、自责0.62、求助0.69、幻想0.72、退避0.67、合理化0.72。效度评估采用因子分析法,组成各因子条目的因素负荷取值在0.35或以上。具体内容见表5-2-2和表5-2-3。

2. 使用范围及人群 问卷为自评量表,为保证受评者对问卷的正确理解及选择,量表编制者肖计划建议应付方式问卷的使用范围为:①文化程度在初中和初中以上; ②年龄在14岁以上的青少年、成年和老年人;③除痴呆和重性精神病之外的各类心理障碍求助者。问卷编制后,已在各类人群中广泛应用。如癌症患者、肠易激综合征患者、冠心病患者等。不良的应付方式是影响患者康复的心理社会因素之一,与疾病的发生、发展密切相关,而对不恰当的应付方式的干预,为促进疾病康复有效的医疗护理手段。

3. 使用方法及具体量表

（1）计分方法:"应付方式问卷" 有六个分量表,每个分量表由若干个条目组成,每个条目只有两个答案,"是" 和 "否"。"有效" "比较有效" "无效" 的回答不计分,仅供该项应付行为对受检者的价值和意思的分析解读用。

计分分两种情况:

1)除(2)所列举的情况外,各个分量表的计分均为选择"是",得 "1" 分,选择"否",得"0"分,将每个项目得分相加,即得该分量表的量表分。

2)在"解决问题"分量表中,条目19;在"求助"分量表中,条目36、39和42,选择"否"得"1"分,选择"是"得"0"分。

各分量表的积分方法见表5-2-2。

表5-2-2 应付方式问卷分量表条目构成

分量表	分量表条目构成编号
1.解决问题	1、2、3、5、8、19、29、31、40、46、51、55
2.自责	15、23、25、37、39、48、50、56、57、59
3.求助	10、11、14、36、39、42、43、53、60、62
4.幻想	4、12、17、21、22、26、28、41、45、49
5.退避	7、13、16、19、24、27、32、34、35、44、47
6.合理化	6、9、18、20、30、33、38、52、54、58、61

（2）各分量表的意义:不同个体的应对方式是不同的。但每个人的应对行为类型仍具有一定的倾向性。这些不同形式的组合与解释为:

1）解决问题——求助,成熟型:这类受试者常能采取"解决问题"和"求助"等成熟的应对方式,而较少使用"退避"、"自责"和"幻想"等不成熟的应对方式,在生活中表现出一种成熟稳定的人格特征和行为方式。

2）退避——自责,不成熟型:这类受试者常采取"退避"、"自责"和"幻想"等应对方式面对挫折,而较少使用"解决问题"这类积极的应对方式,其情绪和行为均缺乏稳定性。

3）合理化,混合型:这类受试者的应对行为集成熟与不成熟的应对方式于一体,在应对行为上表现出一种矛盾的心态和两面性的人格特点。

表5-2-3 应付方式问卷(肖计划、许秀峰编制)

填表方法:此表每个条目有两个答案"是""否"。请您根据自己的情况在每一条目后选择一个答案,如果选择"是",则请继续对后面的"有效""比较有效""无效"做出评估。如果选择"否",则请继续下一个条目。在每一行空白对应处打"√",表示您的选择。

问题:您在生活中遇到冲突、挫折、困难或不愉快时,是否采取了下列应付方法?

	是	否	有效	比较有效	无效
1.能理智地应付困境					
2.善于从失败中吸取教训					
3.制订一些克服困难的计划并按计划去做					

	是	否	有效	比较有效	无效
4. 常希望自己已经解决了面临的困难					
5. 对自己取得成功的能力充满信心					
6. 认为"人生经历就是磨难"					
7. 常感叹生活的艰辛					
8. 专心于工作或学习以忘却不快					
9. 常认为"生死有命,富贵在天"					
10. 常常喜欢找人聊天以减轻烦恼					
11. 请求别人帮助自己克服困难					
12. 常只按自己想的做,且不考虑后果					
13. 不愿过多思考影响自己情绪的问题					
14. 投身其他社会活动,寻找新寄托					
15. 常自暴自弃					
16. 常以无所谓的态度来掩饰内心的感受					
17. 常想"这不是真的就好了"					
18. 认为自己的失败多系外因所致					
19. 对困难采取等待观望任其发展的态度					
20. 与人冲突,常是对方性格怪异引起					
21. 常向引起问题的人和事发脾气					
22. 常幻想自己有克服困难的超人本领					
23. 常自我责备					
24. 常用睡觉的方式逃避痛苦					
25. 常借娱乐活动来消除烦恼					
26. 常爱想些高兴的事自我安慰					
27. 避开困难以求心中宁静					
28. 为不能回避困难而懊恼					
29. 常用两种以上的办法解决困难					
30. 常认为没有必要那么费力去争成败					
31. 努力去改变现状,使情况向好的一面转化					
32. 借烟或酒消愁					
33. 常责怪他人					

续表

	是	否	有效	比较有效	无效
34. 对困难常采用回避的态度					
35. 认为"退后一步自然宽"					
36. 把不愉快的事埋在心里					
37. 常自卑自怜					
38. 常认为这是生活对自己不公平的表现					
39. 常压抑内心的愤怒与不满					
40. 吸取自己或他人的经验去应付困难					
41. 常不相信那些对自己不利的事					
42. 为了自尊,常不愿让人知道自己的遭遇					
43. 常与同事、朋友一起讨论解决问题的办法					
44. 常告诫自己"能忍者自安"					
45. 常祈祷神灵保佑					
46. 常用幽默或玩笑的方式缓解冲突或不快					
47. 自己能力有限,只有忍耐					
48. 常怪自己没出息					
49. 常爱幻想一些不现实的事来消除烦恼					
50. 常抱怨自己无能					
51. 常能看到坏事中有好的一面					
52. 自感挫折是对自己的考验					
53. 向有经验的亲友、师长求教解决问题的方法					
54. 平心静气,淡化烦恼					
55. 努力寻找解决问题的方法					
56. 选择职业不当,是自己常遇挫折的主要原因					
57. 总怪自己不好					
58. 经常是看破红尘,不在乎自己的不幸遭遇					
59. 常自感运气不好					
60. 向他人诉说心中的烦恼					
61. 常自感无所作为而任其自然					
62. 寻求别人的理解和同情					

（该量表来源于: 戴晓阳. 常用心理评估量表手册,北京: 人民军医出版社,2014. 88-90. ）

三、社会支持评定量表

1. 来源 一般认为社会支持从性质上分为两类,一类为客观的、可见的或实际的支持,另一类是主观的、体验到的情感上的支持。早期国外较有影响的社会支持问卷一般多采用多轴评价方法,将问卷分为两个维度,如1981年Sarason等人的社会支持问卷(social support questionnaire, SSQ)及Hendeson等的社会交往调查表(interview schedule for social interaction, ISSI)等。1987年,肖水源等人提出除实际的客观支持和对支持的主观体验外,社会支持的研究还应包括个体对支持的利用情况。结合我国国情,肖水源等人于1986年设计、1990修订了社会支持评定量表(social support revalued scale, SSRS)。

2. 适用范围及人群 该量表已在国内广泛使用。有的学者应用社会支持评定量表研究高血压、冠心病患者心理健康水平与社会支持的相关性,也有学者评价了急危重症患者家属的社会支持水平。众多研究都表明了社会支持水平与心理健康水平密切相关。

3. 使用方法及具体量表 该量表包括客观支持、主观支持、对支持的利用度3个维度。客观支持包括3个题目,即居住情况、经济支持来源和精神支持来源;主观支持4个题目,包括亲密朋友数量、邻里关系和来自夫妻、父母、儿女、兄弟姐妹及其他人的支持;对支持的利用度3个题目,包括倾诉方式、求助方式、团体活动参与度。第1~4,8~10条,选择1、2、3、4项分别计1、2、3、4分;第5条分A、B、C、D 4项计总分,每项从"无"到"全力支持"分别记1~4分;第6、7条分别如回答"无任何来源"则计0分,回答"下列来源"者,有几个来源就计几分。客观支持分:2、6、7条评分之和;主管支持分:1、3、4、5条评分之和;对支持的利用度:第8、9、10条。总分为10个条目计分之和,分值越高,社会支持度就越高。低于33分为社会支持度低,33~45分为社会支持度一般,高于45分为社会支持度高。见表5-2-4。

表5-2-4 社会支持评定量表(肖水源、杨德森编制)

1. 您有多少关系密切,可以得到支持和帮助的朋友?(只选一项)
 (1)一个也没有 (2)1~2个 (3)3~5个 (4)6个或6个以上
2. 近一年来您:(只选一项)
 (1)远离家人,且独居一室 (2)住处经常变动,多数时间和陌生人住在一起
 (3)和同学、同事或朋友住在一起 (4)和家人住在一起
3. 您和邻居:(只选一项)
 (1)相互之间从不关心,只是点头之交 (2)遇到困难可能稍微关心
 (3)有些邻居很关心您 (4)大多数邻居都很关心您

4.您和同事:(只选一项)

（1）相互之间从不关心,只是点头之交 （2）遇到困难可能稍微关心

（3）有些同事很关心您　　　　　　　（4）大多数同事都很关心您

5.从家庭成员得到的支持和照顾(在合适的框内画"√")

	无	极少	一般	全力支持
A. 夫妻(恋人)				
B. 父母				
C. 儿女				
D. 兄弟姐妹				
E. 其他成员(如嫂子)				

6.过去,在您遇到急难情况时,曾经得到的经济支持和解决实际问题的帮助的来源有:

（1）无任何来源 （2）下列来源(可选多项): A. 配偶; B. 其他家人; C. 亲戚; D. 同事;
E. 工作单位; F. 党团工会等官方或半官方组织; G.宗教、社会团体等非官方组织; H. 其
他(请列出) _____

7.过去,在您遇到急难情况时,曾经得到的安慰和关心的来源有:

（1）无任何来源 （2）下列来源(可选多项): A. 配偶; B. 其他家人; C. 亲戚; D. 同事;
E. 工作单位; F. 党团工会等官方或半官方组织; G. 宗教、社会团体等非官方组织; H. 其
他(请列出) _____

8.您遇到烦恼时的倾诉方式:(只选一项)

（1）从不向任何人倾诉　　　　　　　（2）只向关系极为密切的1~2个人倾诉

（3）如果朋友主动询问您会说出来　　（4）主动倾诉自己的烦恼,以获得支持和理解

9.您遇到烦恼时的求助方式:(只选一项)

（1）只靠自己,不接受别人帮助　　　（2）很少请求别人帮助

（3）有时请求别人帮助　　　　　　　（4）有困难时经常向家人、亲友、组织求援

10. 对于团体(如党组织、宗教组织、工会、学生会等)组织活动,您:(只选一项)

（1）从不参加 （2）偶尔参加 （3）经常参加 （4）主动参加并积极活动

（该量表来源于: 戴晓阳. 常用心理评估量表手册,北京: 人民军医出版社,2014: 92-94. ）

四、小结

查阅相关文献发现,慢性疾病患者应用量表进行应激及相关行为评估的文章较多,如冠心病患者、糖尿病患者、孕妇、癌症患者等。另外,除患者为研究对象外,对ICU患者家属及ICU护士应对方式的调查及分析等文章较多。对ICU患者应激及相关行为的研究较少。分析原因可能为:目前,国内外大多关于应激及相关行为的问卷均为自评量表,要求患者具有基本的理解、沟通能力。而一部分ICU患者因治疗需要,处于镇静状况或不能开口说话,不适用于

自评量表,或因疾病治疗要求,不能完成问卷。

入住ICU的患者处于高强度应激状态,而患者选择何种应付方式对疾病康复进程有很大影响。选择适合的工具测量及评估ICU患者的应对方式并进行干预,同样是监护室护士工作的重要内容。简易应对方式问卷仅包括20个条目,应用方便,耗时短,但其仅能评估患者是处于积极应对方式还是消极应对方式。应付方式问卷包括62个条目,耗时长,但其有六个分量表,能评估患者具体的应付方式。在临床工作中,ICU护士可根据患者情况及研究目的选择适合的评估工具。

五、案例应用

因未查阅到针对ICU患者应激及相关行为的研究报告,现以邓雪英、周丹丹两人发表的文章(社会支持及应对方式对产妇分娩方式的影响)为例说明量表的临床应用。

1. 内容介绍 作者根据分娩方式将产妇分为两组:阴道分娩组(117例)和剖宫产组(67例),采用社会支持评定量表及简易应对方式问卷为测量工具,以客观支持、主观支持、对支持利用度、社会支持总分、积极应对和消极应对共6个连续变量为自变量,以产妇分娩方式作为应变量进行非条件Logistic回归分析,结果显示:对支持利用度和积极应对是产妇选择阴道分娩的积极促进因素。

2. 应用解析 作者证实消极应对方式为产妇选择剖宫产的促进因素,而积极应对方式则是产妇选择阴道分娩的保护因子。另外,虽然,剖宫产组客观支持得分高于阴道分娩组,但其对支持利用度低于阴道分娩组。因此,作者建议培养孕产妇积极应对技巧、提高家庭和社会支持水平等方法可降低剖宫产率。

第三节 精神病学临床评估工具

一、抑郁自评量表

1. 来源 抑郁自评量表(self-rating depression scale, SDS)是由华裔教授Zung于1965年编制的,是美国教育卫生福利部推荐的用于精神药理学研究的量表之一,因使用简便,可以直接反映出抑郁患者的主观感受而被广泛应用。

2. 适用范围及人群 具有抑郁症状的成年人,心理咨询门诊及精神科门诊或住院精神患者均可使用。

3. 使用方法及具体量表 SDS按症状出现频度评定分4个等级,若为正向评分题,依次评为粗分:没有或很少时间-1分、少部分时间-2分、相当多时间-3分、绝大部分或全部时间-4分。反向评分题,则评为粗分:没有或很少时间-4分、少部分时间-3分、相当多时间-2分、绝大部分或全部时间-1分。20个项目中10项（1、3、4、7、8、9、10、13、15、19项）是负性词陈述，为1-4顺序正向计分；剩余10项（2、5、6、11、12、14、16、17、18、20项）注*者是用正性词陈述，为4-1顺序反向计分。SDS主要的统计指标为总分。将20个项目各个得分相加，然后乘以1.25后取整数部分既得标准分（标准分=原始总分 × 1.25并四舍五入取整数）。抑郁评定的临界值为T=53，分值越高，抑郁倾向越明显。中国常模：标准分分界值为53分，53~62为轻度抑郁，63~72为中度抑郁，72分以上为重度抑郁。

表5-3-1　抑郁自评量表

表5-3-1中有20条文字，请仔细阅读每一条，把意思弄明白，然后根据您最近一星期的实际情况，在适当的○上划一钩（√）。

内容	评价			
	没有或很少	有时有	大部分时间有	绝大部分时间有
1. 我感到情绪沮丧，郁闷	○	○	○	○
2. *我感到早晨心情最好	○	○	○	○
3. 我要哭或想哭	○	○	○	○
4. 我夜间睡眠不好	○	○	○	○
5. *我吃饭像平时一样多	○	○	○	○
6. *我的性功能正常	○	○	○	○
7. 我感到体重减轻	○	○	○	○
8. 我为便秘烦恼	○	○	○	○
9. 我的心跳比平时快	○	○	○	○
10. 我无故感到疲劳	○	○	○	○
11. *我的头脑像往常一样清楚	○	○	○	○
12. *我做事情像平时一样不感到困难	○	○	○	○
13. 我坐卧不安，难以保持平静	○	○	○	○
14. *我对未来感到有希望	○	○	○	○
15. 我比平时更容易激怒	○	○	○	○
16. *我觉得决定什么事很容易	○	○	○	○
17. *我感到自己是有用的和不可缺少的人	○	○	○	○
18. *我的生活很有意义	○	○	○	○
19. 假若我死了别人会过得更好	○	○	○	○
20. *我仍旧喜爱自己平时喜爱的东西	○	○	○	○

（该量表来源于：汪向东，王希林，马弘. 心理卫生评定量表手册. 北京：中国心理卫生杂志社，1999.）

二、焦虑自评量表

1. 来源　焦虑自评量表（self-rating anxiety scale，SAS）是由华裔教授Zung 1971年编制，是一种分析患者主观症状的简单临床工具，具有广泛的应用性。国外研究认为SAS可以较好地反映有焦虑倾向的求助者的主观感受。

2. 适用范围及人群　有焦虑症状的成年人。但排除有重要器官严重疾病者疾病，或患者处于疾病不稳定期；排除精神分裂症发作期或智力低下不配合者。

3. 使用方法及具体量表　SAS主要采用4级评分，主要评定症状出现的频度，其标准为："没有或很少时间有" –1分；"有时有" –2分；"大部分时间有" –3分；"绝大部分或全部时间都有" –4分。20条目中有5项（第5、9、13、17、19）注*号者是用正性词陈述，按着4-1顺序反向计分。剩下15项用负性词陈述，按着1-4顺序正向计分。SAS主要的统计指标为总分。将20个项目各个得分相加，既得粗分（raw score）；粗分乘以1.25后取整数部分既得标准分。SAS标准分的分界值为50分，50~59分为轻度焦虑，60~69分为中度焦虑，70分以上则为重度焦虑。

表5-3-2　焦虑自评量表

表5-3-2中有20条文字，请仔细阅读每一条，把意思弄明白，根据您一周内的情绪体验，在适当的○上划一钩（√）。

内容	评分			
	很少有	有时有	大部分时间有	绝大部分时间有
1. 我觉得比平常容易紧张和着急	○	○	○	○
2. 我无缘无故感到担心害怕	○	○	○	○
3. 我容易心烦意乱或感到恐慌	○	○	○	○
4. 我觉得我可能将要发疯	○	○	○	○
5. *我感到事事都很顺利，不会有倒霉的事情发生	○	○	○	○
6. 我的四肢发抖和震颤	○	○	○	○
7. 我因头痛、颈痛和背痛而烦恼	○	○	○	○
8. 我感到无力而且容易疲劳	○	○	○	○
9. *我感到平静，能安静坐下来	○	○	○	○
10. 我感到我的心跳很快	○	○	○	○
11. 我因阵阵的眩晕而不舒服	○	○	○	○
12. 我有阵阵要晕倒的感觉	○	○	○	○

续表

内容	评分			
	很少有	有时有	大部分 时间有	绝大部分 时间有
13. *我呼吸时进气和出气都不费力	○	○	○	○
14. 我的手指和脚趾感到麻木和刺激	○	○	○	○
15. 我因胃痛和消化不良而苦恼	○	○	○	○
16. 我必须频繁排尿	○	○	○	○
17. *我的手总是温暖而干燥	○	○	○	○
18. 我觉得脸发烧发红	○	○	○	○
19. *我容易入睡,晚上休息很好	○	○	○	○
20. 我做噩梦	○	○	○	○

注: *号者是用正性词陈述

(该量表来源于: 汪向东,王希林,马弘. 心理卫生评定量表手册,北京: 中国心理卫生杂志社,1999.)

三、医院焦虑抑郁量表

1. 来源　医院焦虑抑郁量表(hospital anxiety and depression sacle, HAD)是一种广泛应用于综合医院患者中焦虑和抑郁情绪的筛查的自评量表。它是由Zigmond as与Snaith RP于1983年创制。国内外研究证明其有很好的信效度。1993年以来此量表在国内得到广泛的应用。

2. 适用范围及人群　作为综合医院医生筛查可疑存在焦虑或抑郁症状的患者,对阳性的患者应进行进一步的深入检查以明确诊断并给予相应的治疗。该量表不宜作为流行病学调查或临床研究中的诊断工具

3 使用方法及具体量表　HAD共由14个条目组成,其中7个条目评定抑郁,7个条目评定焦虑。共有6条反向提问条目,5条在抑郁分量表,1条在焦虑分量表。采用HAD的主要目的是进行焦虑、抑郁的筛选检查(表5-3-3)。

评分标准: 本表包括焦虑和抑郁2个亚量表,分别针对焦虑(A)和抑郁(D)问题各7题。焦虑和抑郁亚量表的分值区分为: 0~7分属无症状; 8~10分属可疑存在; 11~21分属肯定存在; 在评分时,以8分为起点,即包括可疑及有症状者均为阳性。

情绪在大多数疾病中起着重要作用,如果医生了解您的情绪变化,他们就能给您更多的帮助,请您阅读以下各个项目,在其中最符合你过去一个月的情绪评分上画一个圈。对这些问题的回答不要做过多的考虑,立即做出的回答往往更符合实际情况。

表5-3-3　医院焦虑抑郁量表HAD

内容	选项

1. 我感到紧张(或痛苦)(A):

　　0分-根本没有

　　1分-有时候

　　2分-大多时候

　　3分-几乎所有时候

2. 我对以往感兴趣的事情还是有兴趣(D):

　　0分-肯定一样

　　1分-不像以前那样多

　　2分-只有一点

　　3分-基本上没有了

3. 我感到有点害怕好像预感到什么可怕的事情要发生(A):

　　0分-根本没有

　　1分-有一点,但并不使我苦恼

　　2分-是有,不太严重

　　3分-非常肯定和十分严重

4. 我能够哈哈大笑,并看到事物好的一面(D):

　　0分-我经常这样

　　1分-现在已经不太这样了

　　2分-现在肯定是不太多了

　　3分-根本没有

5. 我的心中充满烦恼(A):

　　0分-偶然如此

　　1分-时时,但并不轻松

　　2分-时常如此

　　3分-大多数时间

6. 我感到愉快(D)

　　0分-大多数时间

　　1分-有时

　　2分-并不经常

内容	选项

3分-根本没有

7. 我能够安闲而轻松地坐着（A）：

0分-肯定

1分-经常

2分-并不经常

3分-根本没有

8. 我对自己的仪容失去兴趣（D）：

0分-我仍然像以往一样关心

1分-我可能不是非常关心

2分-并不像我应该做的那样关心我

3分-肯定

9. 我有点坐立不安，好像感到非要活动不可（A）：

0分-根本没有

1分-并不很少

2分-是不少

3分-却是非常多

10. 我对一切都是乐观地向前看（D）：

0分-差不多是这样做

1分-并不完全是这样做的

2分-很少这样做

3分-几乎从不这样做

11. 我突然发现有恐慌感（A）：

0分-根本没有

1分-并非经常

2分-非常肯定，十分严重

3分-确实很经常

12. 我好像感到情绪在渐渐低落（D）：

0分-根本没有

1分-有时

内容	选项

2分-很经常

3分-几乎所有时间

13. 我感到有点害怕,好像某个内脏器官变化了(A):

　　0分-根本没有

　　1分-有时

　　2分-很经常

　　3分-非常经常

14. 我能欣赏一本好书或意向好的广播或电视节目(D):

　　0分-常常如此

　　1分-有时

　　2分-并非经常

　　3分-很少

（该量表来源于: 汪向东,王希林,马弘. 心理卫生评定量表手册,北京: 中国心理卫生杂志社,1999. ）

四、案例分析

　　曲海丽等使用医院焦虑抑郁量表(HAD)做了ICU机械通气患者焦虑抑郁状况及相关因素分析。采用一般情况调查表、急性生理和慢性健康状况评估表、重症监护经历量表和医院焦虑抑郁量表对济南某三甲医院 ICU 157 例机械通气患者进行调查。应用 SPSS 12.0进行统计分析。结果 ICU 机械通气患者焦虑和抑郁的发生率分别为54.8%、74.5%。多元回归分析显示,患者的焦虑得分与重症监护经历量表中人际支持需求、治疗与病情信息、认知与感觉改变维度评分、病情评分、机械通气时间、年龄等相关; 患者的抑郁得分与人际支持需求、治疗与病情信息、认知与感觉改变、环境感受维度评分及病情评分等相关。结论为大多数 ICU 机械通气患者存在明显的焦虑和抑郁情绪,其主要相关因素是患者的不良重症监护经历及病情严重程度。

第四节　生活质量与满意度评估工具

　　世界卫生组织生活质量研究组认为,生活质量是指不同文化和价值体系中个体,对与他们所期望的目标、标准以及所关心的有关生存状况的体验,包括身体、心理、社会、精神健康状况4个方面。生活满意度是衡量主观幸福的重要认证指标,是指一个人依照自己选择的标准对自己大部分时间或持续一定时期的生活状况的总体性认知评估,是在积极到消极连续体上对其生活质量的整体认识和评价,是某一社会中个人生活质量的重要参数。舒适状况与满意度直接相关,并能反应满意度的程度。下面就介绍舒适状况量表(general comfort questionnaire,GCQ)及评估生活质量最常见的简明36项健康问卷。

一、舒适状况量表

舒适是指患者在其环境中保持一种平静安宁的精神状态,是一种不适缓解或超脱不适的状态,是一种自我满足的感觉,是身心健康、没有疼痛、没有焦虑的轻松自在的感受。增进患者的舒适程度,是护理的目的之一。随着我国社会水平和医疗水平的提高,患者对舒适的需求也逐渐迫切,尤其对于重症监护室的患者,最希望能通过护理使舒适这一需求得到满足,而良好的评估患者舒适程度的工具则显得非常必要。本小节将介绍舒适状况量表(general comfort questionnaire,GCQ),见表5-4-1。

表5-4-1 舒适状况量表(Kolcaba KH编制,朱丽霞等修订)

项目	非常不同意	不同意	同意	非常同意
1. 当我需要帮助时,我可以找到可靠的人				
2. 我不想活动				
3. 我的状况使我很沮丧				
4. 我感觉有信心				
5. 我现在觉得生命很有价值				
6. 知道别人在关心我,我很受鼓舞				
7. 太吵,我不能休息				
8. 没有人能体会我现在的感受				
9. 我疼痛得不能忍受				
10. 没人陪伴时我很不开心				
11. 我不喜欢这里这样				
12. 我现在情绪低落				
13. 我现在觉得身体不好				
14. 这个房间让我感觉怪怪的				
15. 我害怕将会发生的事情				
16. 我现在非常累				

项目	非常不同意	不同意	同意	非常同意
17. 咳嗽时疼痛难以忍受				
18. 我现在感到很满足				
19. 这床铺(椅子)让我不舒服				
20. 这里的气氛很平静				
21. 这里没有我喜欢的东西				
22. 在这里我没有归属感				
23. 我亲戚、朋友经常打电话来关心我				
24. 我需要更好地了解我的病情				
25. 医护人员不关心我的感受				
26. 我没有太多的选择				
27. 这房间气味不好				
28. 我心情很平静				
29. 我发现生活很有意义				
30. 希望家属多陪伴我				

（该量表来源于：王曙红. 临床护理评价量表及应用. 长沙：湖南科学技术出版社，2011：216-221.）

1. GCQ来源　舒适状况量表是由美国舒适护理专家Kolcaba K于1992年在她研究的舒适理论基础上研制而成。2004年，朱丽霞和高凤莉两位学者将该量表翻译成汉语，并结合中西方社会文化差异，对量表个别题目进行了修改，之后进行了信效度检验。结果显示简化GCQ的内容效度CVI为0.86，Cronbach's α值为0.92，各维度α值波动在0.53~0.85。作者得出结论Kolcaba简化的GCQ量表适合在我国使用。

2. 适用范围及人群　朱丽霞等人的研究只针对国内胸外科术后48小时内患者的舒适状况进行测量，并在Kolcaba舒适状况量表的基础上去掉了一个条目（"我现在有便秘"），添加了一个条目（"咳嗽时疼痛难以忍受"），对社会文化维度添加了两个条目（"医护人员不关心我的感受""希望家属多陪伴我"），添加后由原有28个条目变为30个条目。证实此量表可应用于外科术后患者舒适状况的测量，同时朱丽霞等人建议对内科疾病患者可考虑在生理维度中保留"我现在有便秘"条目，去掉"咳嗽时疼痛难以忍受"条目，但其信度和效度有待进一步研究予以肯定。

据Kolcaba报道，GCQ可适用于各种人群，朱丽霞等人的研究仅证实了胸外科术后患者适宜应用。研究者在以后的研究中可扩大研究对象的范围或在应用前进行信效度检测,进一步证实GCQ在中国文化背景下的适用性。

3.使用方法及具体量表 舒适状况量表(GCQ)为自评量表,包括生理、心理、社会文化和环境四个维度,共30个条目。采用1~4 Likert Scale评分法,即1表示"非常不同意",2表示"不同意",3表示"同意",4表示"非常同意"。所有30个条目得分之和即为该量表的总分,反映了被测者舒适程度的总体状况。本量表最低分数是30分,最高为120分,分数越高说明越舒适。总分≤60分为低度舒适,总分在60~90分为中度舒适,总分>90分为高度舒适。

生理舒适分量表: 包括2、9、13、16、17共5个条目,反映被测者生理方面的舒适需求被满足或未被满足的程度。

心理舒适分量表: 包括3、4、5、12、15、18、22、24、26、28共10个条目,反映被测者心理方面的舒适需求被满足或未被满足的程度。

社会文化舒适分量表: 包括1、6、8、10、23、25、29、30共8个条目,反映被测者社会文化方面的舒适需求被满足或未被满足的程度。

环境舒适分量表: 包括7、11、14、19、20、21、27共7个条目,反映被测者环境方面的舒适需求被满足或未被满足的程度。

反向条目为2、3、7、8、9、10、11、12、13、14、15、16、17、19、21、22、25、26、27、30。计分前先将反向条目得分倒转。

二、生活质量评估工具(SF-36)

目前,对生活质量评估量表的研究已有60余年的历史,且已有大量的量表应用于临床,如世界卫生组织生存质量测定量表、生活质量综合评定问卷、疾病影响概貌问卷和简明36项健康问卷等通用量表,该类量表可应用于普通人群和老年人、慢性患者等特定人群。另外,还有专门针对某一疾病的特定量表,如肝癌患者生命质量测定量表、肺癌患者生命质量测定量表、糖尿病生命质量测定量表等。本小节将详细介绍通用生活质量评估量表中的简明36项健康问卷。见表5-4-2及表5-4-3。

表5-4-2 应付方式问卷分量表条目构成

分量表	分量表条目构成编号	分量表	分量表条目构成编号
1.生理功能	3	5.活力	9.1、9.5、9.7、9.9
2.生理职能	4	6.社会功能	6、10
3.身体疼痛	7、8	7.情感职能	5
4.总体健康	1、11	8.精神健康	9.2、9.3、9.4、9.6、9.8

表5-4-3 简明36项健康问卷

问题	选项及权重				
1. 总体来讲, 您的健康状况是	非常好 1	很好 2	好 3	一般 4	差 5
2. 跟1年以前比您觉得自己的健康状况是	比1年好多了 1	比1年前好一些 2	跟1年前差不多 3	比1年前差一些 4	比1年前差多了 5
3. 以下这些问题都和日常活动有关。请您想一想, 您的健康状况是否限制了这些活动? 如果有限制, 程度如何?					
(1) 重体力活动。如跑步举重, 参加剧烈运动等	限制很大 1	有些限制 2	毫无限制 3		
(2) 适度的活动。如移动一张桌子, 扫地, 打太极拳, 做简单体操等	限制很大 1	有些限制 2	毫无限制 3		
(3) 手提日用品。如买菜、购物等	限制很大 1	有些限制 2	毫无限制 3		
(4) 上几层楼梯	限制很大 1	有些限制 2	毫无限制 3		
(5) 上一层楼梯	限制很大 1	有些限制 2	毫无限制 3		

续表

问题	选项及权重		
（6）弯腰、屈膝、下蹲	限制很大 1	有些限制 2	毫无限制 3
（7）步行1500m以上的路程	限制很大 1	有些限制 2	毫无限制 3
（8）步行1000m的路程	限制很大 1	有些限制 2	毫无限制 3
（9）步行100m的路程	限制很大 1	有些限制 2	毫无限制 3
（10）自己洗澡、穿衣	限制很大 1	有些限制 2	毫无限制 3

4. 在过去4个星期里,您的工作和日常活动有无因为身体健康的原因而出现以下这些问题?

问题	选项及权重	
（1）减少了工作或其他活动时间	是 1	不是 2
（2）本来想要做的事情只能完成一部分	是 1	不是 2

续表

问题	选项及权重					
（3）想要干的工作或活动种类受到限制	是 1	不是 2				
（4）完成工作或其他活动困难增多（比如需要额外的努力）	是 1	不是 2				
5. 在过去4个星期里，您的工作和日常活动有无因为情绪的原因（如压抑或忧虑）而出现以下这些问题？						
（1）减少了工作或活动时间	是 1	不是 2				
（2）本来想要做的事情只能完成一部分	是 1	不是 2				
（3）干事情不如平时仔细	是 1	不是 2				
6. 在过去4个星期里，您的健康或情绪不好在多大程度上影响了您与家人、朋友、邻居或集体的正常社会交往？	根本没有影响 6	很少有影响 5	有中等影响 4	有较大影响 3	有极大影响 2	
7. 在过去4个星期里，您有身体疼痛吗	完全没有疼痛 6	有一点疼痛 5.4	中等疼痛 4.2	严重疼痛 3.1	很严重疼痛 2.2	

续表

问题	选项及权重					
8. 在过去4个星期里，您的身体疼痛影响了您的工作和家务吗？ （如选项7选择无疼痛，则按第一种权重评分； 如选项7选择有疼痛，则按第二种权重评分）	完全没有影响 6 5	有一点影响 4.75 4	中等影响 3.5 3	影响很大 2.25 2	影响非常大 1.0 1	
9. 以下这些问题是关于过去1个月里您自己的感觉，对每一条问题所说的事情，您的情况是什么样的？	所有的时间	大部分时间	比较多时间	一部分时间	小部分时间	没有这种感觉
（1）您觉得生活充实	6	5	4	3	2	1
（2）您是一个敏感的人	1	2	3	4	5	6
（3）您的情绪非常不好，什么事都不能使您高兴起来	1	2	3	4	5	6
（4）您的心里很平静	6	5	4	3	2	1
（5）您做事精力充沛	6	5	4	3	2	1
（6）您的情绪低落	1	2	3	4	5	6

续表

问题	选项及权重					
（7）您觉得筋疲力尽	所有的时间 1	大部分时间 2	比较多时间 3	一部分时间 4	小部分时间 5	没有这种感觉 6
（8）您是个快乐的人	所有的时间 6	大部分时间 5	比较多时间 4	一部分时间 3	小部分时间 2	没有这种感觉 1
（9）您感觉厌烦	所有的时间 1	大部分时间 2	比较多时间 3	一部分时间 4	小部分时间 5	没有这种感觉 6
10. 不健康影响了您的社会活动（如走亲访友）	所有的时间 1	大部分时间 2	比较多时间 3	一部分时间 4	小部分时间 5	没有这种感觉 6
11. 请看下列每一条问题，哪一种答案最符合您的情况？						
（1）我好像比别人容易生病	绝对正确 1	大部分正确 2	不能肯定 3	大部分错误 4	绝对错误 5	
（2）我跟周围人一样健康	绝对正确 5	大部分正确 4	不能肯定 3	大部分错误 2	绝对错误 1	
（3）我认为我的健康状况在变坏	绝对正确 1	大部分正确 2	不能肯定 3	大部分错误 4	绝对错误 5	
（4）我的健康状况非常好	绝对正确 5	大部分正确 4	不能肯定 3	大部分错误 2	绝对错误 1	

[该量表来源于：李鲁，王红妹，沈毅. SF-36健康调查量表中文版的研制及其性能测试. 中华预防医学杂志，2002，36（2）：109-113.]

1. 来源　1992年世界卫生组织（WHO）生活质量研讨会上,确定了生活质量评价内容应包括: 生理、心理状态、社会关系、环境、独立程度、精神、宗教/个人信仰等共7个层次。在研究生活质量的过程中用,研制出一系列评估生活质量的量表,如医疗结局研究（MOS）量表及其简化量表、世界卫生组织生活质量评价（WHOQOL-100）及其量表等。简明36项健康问卷（SF-36量表）是由美国波士顿健康研究所在Stewartse研究的医疗结局研究量表基础上研发出的。2002年李鲁等人将该量表翻译为中文版并进行了信、效度的验证,结果显示: 量表除了社会功能与活力维度,其余维度的Cronbach's α在0.72~0.88,两周后重测信度为0.66~0.94。

2. 适用范围及人群　简明36项健康问卷是一种自测量表,大约15分钟完成,是目前应用最广泛的生活质量评估量表。2004年,龚开政、张振刚等人采用中文版SF-36量表及明尼苏达州心力衰竭生活质量问卷同时对128例慢性心力衰竭患者的健康相关生存质量进行评价,发现SF-36适用于慢性心力衰竭患者生存质量的评价。另外,已有文献报道SF-36同样适用于评价良性前列腺增生症患者、人工髋关节置换患者、血透患者、2型糖尿病患者、老年性骨质疏松症、颈椎病、常见腰椎疾病、膝骨性关节炎等骨关节病患者、胸外科住院患者等患者的生活质量,且有较好的信度、效度。

3. 使用方法及具体量表　SF-36共有36个条目,包括生理功能、生理职能、身体疼痛、总体健康、活力、社会功能、情感职能、精神健康8个维度1个健康变化自评。SF-36量表不宜计算生活质量的总分,但可以计算生活质量生理健康（包括生理功能、生理职能、身体疼痛、总体健康4个维度）和生活质量心理健康（包括活力、社会功能、情感职能、精神健康4个维度）两个方面的分值。

在SF-36的所有条目中,除第一个条目（自我评价健康变化）外,均被用来计算得分,计算方法为: 累积计算各维度的原始分数,再将原始分数用标准公式转换成百分制分数,转换公式: 最终得分=100×（实际得分-最低可能得分）/（最高可能得分-最低可能得分）。

各维度的得分为0~100分,其中得分<60分为较差,60~70分为合格,71~79分为良好,≥80分为优秀,得分越高表示生活质量越高。

三、小结

目前对于患者生活质量及满意度调查的相关文献较多,本小结介绍的舒适状况量表及简明36项调查问卷在临床研究均得到广泛应用。但舒适状况量表的译者朱丽霞等人的研究仅证实了胸外科术后患者适宜应用。研究者在以后的研究中可扩大研究对象的范围或在应用前进行信效度检测,进一步证实GCQ在中国文化背景下的适用性。另外,很多研究已证实SF-36量表适用于多种疾病的患者生活质量的评估,且有较好的信效度。但是,查阅文献也发现对于评估ICU患者生活质量及满意度的研究较少。很多危重患者因病情及治疗的限制,不适于自评量表。本小结介绍的两种量表均为自评量表,在临床工作中,护士可根据研究需要,并结合患者实际情况选择适宜的评估工具。

四、案例应用

采用评估工具评估ICU患者的生活质量及满意度的文章很少,可能因病情及治疗的限制,患者不适用于自评量表或不能完成问卷。现以孟朝琳、李明子、纪立农三人的文章(北京市1151例2型糖尿病患者生活质量及其影响因素分析)为例讲述SF-36量表的应用。

作者对北京市6家医院1151例2型糖尿病患者采用中文版的简明健康调查量表(SF-36)进行调查,进行单因素及逐步回归分析患者生活质量影响因素。结果显示生活质量受损最严重的为总体健康,最轻的为生理功能。影响生活质量生理健康的因素为性别、年龄、病程、胰岛素治疗及有无配偶,影响生活质量心理健康的因素为性别、医疗费用报销形式及胰岛素治疗。进而得出结论:提高2型糖尿病患者生活质量除应重视生理功能,也应关注心理健康。护理人员对于女性、高龄、病程长、自费、无配偶、使用胰岛素治疗的2型糖尿病患者应给予更多的关注。

参 考 文 献

1. 黄君君,贾灵芝,徐德臻,等.ICU危重病人护理风险因素识别评估及防范策略.全科护理,2014,12(19):1799-1800.

2. 姜安丽.新编护理学基础.北京:人民卫生出版社,2008.

3. 罗跃全,郭继卫,王庆梅,等.ICU护理风险管理的评价指标体系构建.解放军医院管理杂志,2012,19(2):117-119.

4. 张瑞敏.护理风险管理与患者安全.北京:军事医学科学出版社,2009.

5. 周秀华.急危重症护理学.北京:人民卫生出版社,2007.

6. Wagner CM. Organizational commitment as a predictor varia-ble in nursing turnover research: literature review. Journalof Advanced Nursing,2007,60(3):235-247.

7. Felfe J., Schmook R., Schyns B., et al. Does the form of employ-ment make a difference commitment of traditional, temporary, and self-employed workers. Journal of Vocational Behavior,2008,72(1):81-94.

8. 李潘,欧阳璐,段功香,等.组织承诺对三级医院护士情绪劳动的影响.中华护理杂志,2011,47(2):144-146.

9. 洪素,李秋洁,张莲棠,等.变革型领导、组织承诺与护士创新的相关性研究.中华护理杂志,2013,48(3):248-250.

10. 侯静,郭红艳,孙红,等.护士长领导风格、护士工作满意度对工作绩效的影响.中华护理杂志,2013,48(3):251-253.

11. 陶红,胡静超,王琳,等.护士工作满意度评定量表的研制.第二军医大学学报,2009,30(11):1292-1296.

12. 唐颖,Eva Garrosa,雷玲,等.护士职业倦怠量表(NBS)简介.中国职业医学,2007,34(2):151-153.

13. 周文霞,郭桂萍.一般自我效能感:概念、理论和应用.中国人民大学学报,2006,(1):91-97.

14. 廖常菊,杨明全,邹雪梅,等.治疗干预评分系统-28在ICU护理工作量评估中的应用研究.护理研究,2012,26(3):641-643.

15. 王泓,申萍,杜益平,等.治疗干预计分系统用于心胸外科监护工作量评估的研究.护理学报,2006,13(3):80-82.

16. 王蕾,孙红,蔡虹,等. 基于治疗干预评分系统的重症监护室护理人员配置模型研究. 中华护理杂志,2008,43(10):880-882.

17. 刘云娥,叶文琴. 护理活动评估量表的介绍. 护理研究,2011,25(10):2630-2632.

18. 沙丽,苏兰若. 应用护理活动评估量表对ICU护理工作量的调查与分析. 中华护理杂志,2007,42(7):591-594.

19. 王曙红. 临床护理评价量表及应用. 长沙:湖南科学技术出版社,2011:181-190.

20. 潘夏蓁,姚海欣,林碎钗,等. 重症监护护理评分系统介绍. 中华护理杂志,2008,43(4):378-379.

21. 吴娟. 护理工作量评估系统在ICU的应用. 护士进修杂志,2008,23(11):978-980.

22. 裴先波,徐丽华,叶春玲,等. ICU护理工作量测量量表信效度检测. 护理学杂志,2006,21(22):12-14.

23. 熊杰,黄素芳,刘伟权,等. 重症监护护理评分系统在ICU护理人力资源配置中的应用. 解放军护理杂志,2011,28(1B):21-23.

24. 李谆,朱江. 住院患者应用导管滑脱评估表的效果评价. 护士进修杂志,2013.28(15):1422-1423.

25. 尹晨光,袁绍辉. 静脉血栓栓塞风险评估研究进展. 国际骨科学杂志,2014,35(2):77-80.

26. 叶美燕. 住院患者跌倒/坠床危险因素评估表在外科病房的应用. 解放军护理杂志,2010,27(9A):1322-1324.

27. 中华医学会外科学分会血管外科学组. 深静脉血栓形成的诊断和治疗指南. 中华外科杂志,2012,50(7):611-614.

28. 张莉,彭刚艺. 病人安全高危风险评估及护理管理. 上海:第二军医大学出版社,2013:51-58.

29. 赵鹏飞,付小萌,王超,等. 多器官功能障碍综合征诊断标准及评分系统现状. Journal of Clinical and Experimental Medicine,2013,12(8):630-636.

30. 王超,付小萌,赵鹏飞,等. BJ-MODS、APACHE Ⅱ、SOFA、Marshall-MODS评分系统对MODS患者病情评估价值的比较. 临床和实验医学杂志,2013,12(22):1868-1873.

31. 冯海丽. 早期预警评分在ICU护理工作中的应用. 中华护理杂志,2011,46(10):1029-1030.

32. 刘海霞. ICU早期预警评分对护理工作的指导作用. 现代预防医学,2011,38(22):4800-4801.

33. ImmermanJE, KramerAA, MeNairDS, et al. Acute Physiology and Chronic Health Evaluation (APACHE)Ⅳ: Hospitalmortality assessment fortoday's criticallyill patients. CritCare Med. 2006,34(5):1297-1310.

34. 童莺歌,叶志弘,田素明,等. 镇静反应程度评估法在患者自控镇痛疗法呼吸抑制监测中的应用.中华护理杂志,2010,45(11):969-971.

35.龚宏,顾海燕.不同镇静评分系统在危重病患者镇静治疗中的应用观察.护士进修杂志,2010,25(6):573-575.

36.杜斌,译.麻省总医院危重病医学手册.北京:人民卫生出版社,2009.

37. Juliana Barr, MD et al. Clinical Practice Guidelines for the management of Pain, Agitation, and Delirium in adult patients in the intensive care unit. CritCare Med. 2013,41(1):263-306.

38.冯洁惠,高春华,徐建宁.集束干预策略应用于机械通气镇痛镇静患者的效果评价.中华护理杂志,2012,47(7):599-602.

39.王丽华,李庆印.ICU专科护士资格认证培训教程,北京:人民军医出版社,2008.

40.贺娜,解雅英,于建设.术后认知功能障碍的研究进展.国际麻醉学与复苏杂志,2014,3(35):250-253.

41.刘雪琴,张立秀.蒙特利尔认知评估表在老年轻度认知障碍评估中的应用。中国行为科学,2008,4:343-345.

42.方开云,何详,朱焱,等.三种评判标准对非心脏手术患者术后认知功能障碍评估的比较[J].临床麻醉学杂志,2014,30(6):564-567.

43.靳慧.长沙版蒙特利尔认知评估表的形成及在中国湖南地区缺血性脑血管病人群中的应用.长沙:中南大学,2011.

44.尚杰,朱焱,宋开莲,等.成年患者术后认知功能障碍评估方法比较.现代预防医学,2013,40(17):3332-3334.

45.王炜,王鲁宁.蒙特利尔认知评估量表在轻度认知损伤患者筛查中的应用[J].中华内科杂志,2007,46(5):414-441

46.张璐璐.老年患者术后认知功能障碍的流行病学研究.北京:北京协和医学院,2008.

47. Hoops S, Nazem S, Siderowf AD, et al. Validity of the MoCA and MMSE in the detection of MCI and dementia in Parkinson disease [J]. Neurology,2009,73(21):1738-174.

48. Rudolph JL, Schreiber KA, Culley DJ, et al. Measurement of postoperative cognitive dysfunction after cardiac surgery: A systematicreview. Acta Anaesthesiol Scand,2010,54(6):663-677.

49. Tsai TL, Sands LP, Leung JM. An update on postoperative cognitive dysfunction [J]. Adv Anesth,2010,28(1):269-284.

50.黄洁,肖倩,吴瑛,等.ICU谵妄危险因素的Meta分析.中华护理杂志,2010,45(1):6-9.

51.美国精神医学学会.精神疾病诊断与统计手册.第5版(DSM-IV).北京:北京大学出版社,2014.

52.王春立,吴瑛,岳鹏,等.护士使用的谵妄评估工具研究现状.中华护理杂志,2009,44(10):950-952.

53. uliana Barr, Gilles l. Clinical Practice guidelines for the management of pain, agitation, and delirium in adult patients in the intensive care unit. Critical Care Medicine, 2013, 41: 263-306.

54. Wen-Ling Chuang, Chien-Ho Lin, Wen-Chi Hsu, et al. Evaluation of theReliability and Validity of the Chinese Version of the Confusion Assessment Method for the Intensive Care Unit. Nursing research, 2007, 54: 45-52.

55. 陈旭岩, 李晓晶, 于净, 等. 临床肺部感染评分对临床诊断医院获得性下呼吸道感染患者抗菌药物使用的影响. 中国全科医学, 2007, 10(5): 367-369.

56. 郭爱敏. 慢性阻塞性疾病患者稳定期的功能状态及其相关因素. 北京: 北京协和医学院, 2010.

57. 罗祖金, 詹庆元, 孙兵, 等. 自主呼吸试验的操作与临床应用. 中国呼吸与危重监护杂志, 2006, 5(1): 60-62.

58. 童朝晖, 罗祖金. 自主呼吸试验在有创通气撤离过程中的应用. 中华结核和呼吸杂志, 2010, 33(3): 165-167.

59. 崔红莲. 心房颤动患者抗凝治疗与护理的研究进展. 中华现代护理杂志, 2011, 17(3): 370-372.

60. 董丽妍, 段成城, 郑美梅. 室性期前收缩Lown分级在急性心肌梗死患者中的应用价值. 检验医学与临床, 2014, 11(10): 1381-1382.

61. 贾大林, 齐国先. 冠心病的心电图学. 沈阳: 辽宁科学技术出版社. 2003.

62. 陆再英, 钟南山. 内科学. 第7版. 北京: 人民卫生出版社, 2009.

63. 马长生. 心房颤动抗凝治疗的新观点和新指南. 中国循环杂志, 2011, 26(5): 325-327.

64. 张岩, 梅长林. 急性肾功能衰竭病情评分系统. 中华肾脏病杂志, 2004, 20(4): 305-307.

65. 姜物华. 心脏手术后急性肾损伤发病预测模型的建立与临床验证D. 复旦大学硕士学位论文, 2013.

66. 崔丽英. 关于肌力分级评定的探讨. 中华神经科杂志, 2010, 43(2): 86.

67. 戴闽. 骨科治疗与康复. 北京: 人民卫生出版社, 2007.

68. 王茂斌. 神经康复学. 北京: 人民卫生出版社, 2009.

69. 陈博, 伍晓汀. 住院病人营养状况监测与评估. 中国实用外科杂志, 2012, 32(2): 161-162.

70. 傅晓瑾, 路潜. 三种营养筛查工具在外科术前患者中的应用[J]. 中国临床营养杂志, 2008, 16(6): 353-356.

71. 黄宝延, 沈宁, 李胜利, 等. 临床护理用吞咽功能评估工具的信效度研究. 中华护理杂志; 2007, 42(2), 127-130.

72. 伍少玲, 马超. 标准吞咽功能评定量表的临床应用研究. 中华物理医学与康复杂志, 2008, 30.

73. Trapl M, Enderle P, Nowothy M , et al. Dysphagia bedside screening for acute-stroke patients: Gugging Swallowing Screen. stroke,2007,38（11）:2948-2952.

74. 陈杰,张海燕,吴晓英,等. 成人危重症患者客观疼痛评估的研究进展. 中华护理杂志, 2014,49（3）:355-359.

75. 陈杰. 中文版行为疼痛量表和重症监护疼痛观察工具的信效度研究D. 北京:北京大学 医学部硕士学位论文,2014.

76. 邓小明,熊源长,译.术后疼痛管理:循证实践指导/（美Shorten, G等著）.北京:北京大学 医学出版社,2008.

77. 孟春,张彦,梁禹.应用重症监护疼痛观察工具对机械通气的老年患者进行疼痛评估[J]. 中华老年医学杂志,2011,30（12）:1008-1011.

78. 王婷,王维利,洪静芳,等.疼痛信念及其相关评估工具的发展与展望.中华护理杂志, 2014,49（1）:94-98.

79. 谢伟萍,金三丽,王思,等.外科重症监护病房术后行机械通气病人的疼痛强度评估方法 研究[J].护理研究,2011,25（32）:2936-2937.

80. 中华医学会重症医学分会.中国重症加强治疗病房患者镇痛和镇静治疗指导意见 （2006）.中华外科杂志,2006,44（17）:1158-1166.

81. Chen YY, Lai YH, Shun SC, et al. The Chinese Behavior Pain Scale for critically ill patients: translation and psychometric testing [J]. Int J Nurs Stud,2011,48（4）:438-448.

82. Gelinas C. Nurses'evaluations of the feasibility and the clinical utility of the Critical-Care Pain Observation Tool [J]. Pain Manag Nurs,2010,11（2）:115-125.

83. Herr K, Coyne PJ, Key T, et al. Pain assessment in the nonverbal patient: postition statement with clinical practice recommendations. Pain Management Nurs,2006,7（2）:44-52.

84 . MCCAFFERYM, ARNSTEIN P. The debate over placebos in pain managemen. t The ASPMN disagrees with a recent placebopo-sition statement. Am JNurs,2006,106（2）:62-65.

85. 陈俊敏.SIRS评分和MEWS评分评估急诊抢救室患者预后的效果比较.现代实用医学, 2014,26（6）:687-688.

86. 常玉光,李鹏利.实用临床医药杂志.实用临床医药杂志,2013,17（23）:194-196.

87. 肖志强,司金春,许志杰,等.全身炎症反应综合征修正评分及白细胞监测鉴别脑外伤患 者应激反应与早期感染的价值.中华实验和临床感染病杂志,2014,8（2）:87-89.

88. 朴玉粉,邓述华,周玉洁,等.压疮风险评估工具与预防进展.中华护理管理,2014,14 （7）:680-683.

89. 王彩凤,巫向前.3种评估表对住院老年人压疮预测能力的比较研究.中华护理杂志, 2008,43（1）:15-18.

90. 翟海龙.对于压疮认识的几点辨析.中华护理杂志,2011,46（4）:411-412.

91. Moore ZE, Cowman, S. Risk assessment tools for the prevention of pressure ulcers. Cochrane

Database of Systematic Reviews. 2008,16(3)：CD006471.

92. National Pressure Ulcer Advisory Panel. 2007 National Pressure Ulcer Staging Definition. Would Council of Enterostomal Therapists Journal,2007,27(3)：30-31.

93. Shahin ESM, Dassen T, Halfens RJG. Pressure ulcer prevalence in intensive care patients：a cross-sectional study. J Evaluation in Clinical Practice,2008,14：563-568.

94. Kottner J, Dassen T, Tannen A. Inter-and intrarater reliability of the Waterlow pressure sore risk scale：a systematic review. International Journal of Nursing Studies,2009,46(3)：369-379.

95. 鲍秀兰. 0~3岁：儿童最佳的人生开端. 北京：中国发展出版社,2006：95.

96. 张员华. 新生儿行为神经测定结果分析. 中国实用护理杂志,2008,24(12)：上旬版.

97. 桌秀伟,李明,边旸,等. 探讨健康足月新生儿NBNA的影响因素. 中国新生儿科杂志, 2013,28(4).

98. 史俊霞,曾国章. 20项新生儿行为神经测定应用研究. 中国儿童保健杂志,2008,16(5).

99. 诸福棠. 实用儿科学. 第6版. 北京：人民卫生出版社,2010年.

100. 李影,李玉琴,岳凌云. 116例高危儿筛查结果分析. 中国妇幼保健,2007,(10)：1343-1344.

101. Developmental screening in context：adaptation and standardization of the Denver Developmental Screening Test-II(DDST-II)for Sri Lankan children. Child：care, health and development,2012,38(6)：889-899.

102. 何莉,徐瑞峰,唐建明,等. 135例窒息新生儿NBNA评分结果分析. 中国妇幼保健, 2009,20(24)：2803.

103. 郑伯花,曾令聪,陈翔燕. 新生儿行为神经测定在足月高危儿中的应用研究. 中国优生与遗传杂志,2013,21(4).

104. 马秀芝. 中华儿科护理 "三基" 训练手册. 济南：山东科学技术出版社,2006.

105. 张员华. 新生儿行为神经测定结果分析. 中国实用护理杂志,2008,24(12)：上旬版.

106. 周谊霞,王林. 疼痛护理学. 北京：人民卫生出版社,2013.

107. 童辉杰. SCL-90量表及其常模20年变迁之研究. 心理科学,2010,33(4)：928-930.

108. 路桃影,李艳,夏萍,等. 匹兹堡睡眠质量指数的信度及效度分析. 重庆医学,2014,43 (3)：260-263.

109. Lynn M. Hoey, Paul Fulbrook, James A. Douglas Sleep assessment of hospitalised patients：A literature review International Journal of Nursing Studies,2014,51：1281-1288.

110. 邓雪英,周丹丹. 社会支持及应对方式对产妇分娩方式的影响. 护理研究,2014,28(4)：1164-1166.

111. 戴晓阳. 常用心理评估量表手册,北京：人民军医出版社,2014.

112. 孙韦华,武凤,朱守华,等. ICU患者的心理应激及护理进展. 当代护士,2013,1：16-18.

113. 孟朝琳,李明子,纪立农. 北京市1151例2型糖尿病患者生活质量及其影响因素分析. 中华护理杂志,2011,46(5): 505-507.

114. 朱丽霞,高风莉,罗虹辉,等. 舒适状况量表的信效度测试研究. 中国实用护理杂志, 2006,22(5): 57-59.

115. Lip GY, Frison LV, Halperin JL, et al. Comparative validation of a novel risk score for predicting bleeding risk in anticoagulated patients with atrialfibrillation: the HAS-BLED (Hypertension, Abnormal Renal/Liver Funtion, Stroke, Bleeding history or Predisposition, Labile INR, Elderly, Drugs/Alcohol Concomitantly) Score. J Am Collcardiol,2011,57(2): 173-180.